Foie gras
Gestion des maladies

Un guide complet pour comprendre la prévention, les traitements et inverser l'impact pour un foie sain

Lucas Mitchell

Clause de non-responsabilité

Ce livre est uniquement destiné à fournir des informations générales sur la santé et ne doit pas remplacer les conseils médicaux personnels de votre professionnel de la santé. L'auteur n'est pas responsable des complications résultant de l'utilisation des informations fournies dans ce livre.

En tant que chercheur médical voué à comprendre les complexités de la stéatose hépatique, je me suis plongé dans une quête alimentée par la passion, la curiosité et un engagement indéfectible à améliorer les résultats pour les patients. Grâce à une exploration et une collaboration inlassables, ce livre synthétise les dernières découvertes scientifiques, les connaissances cliniques et les stratégies de gestion de la stéatose hépatique. J'espère que cette ressource permettra aux lecteurs d'acquérir des connaissances, d'inspirer l'action et d'offrir une lueur d'espoir face à ce défi de santé omniprésent.

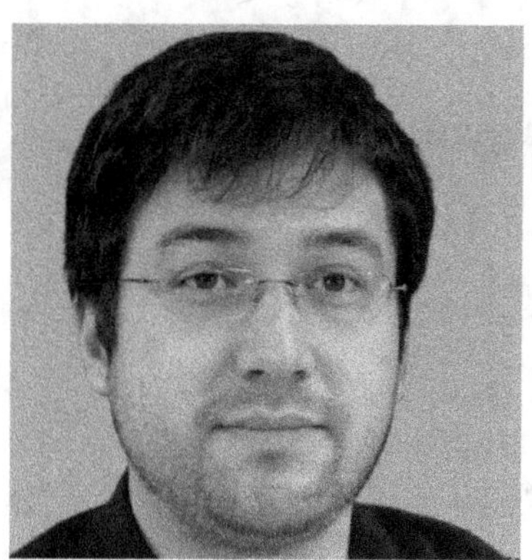

Lucas Mitchell

Table des matières

Introduction

Saviez-vous que la stéatose hépatique a dépassé l'hépatite virale en tant que principale cause de maladie hépatique chronique dans le monde ? Cette statistique surprenante a été le catalyseur qui m'a propulsé, en tant que chercheur en médecine, dans un voyage visant à démêler les complexités de cette épidémie silencieuse et à donner aux individus les connaissances et les outils nécessaires pour gérer efficacement cette maladie souvent négligée.

Pendant des années, j'ai consacré ma carrière à étudier divers troubles hépatiques, mais ce n'est que lorsque je suis tombé sur un cas qui allait changer à jamais la trajectoire de mes recherches que j'ai réalisé la véritable ampleur du problème. Le patient, un individu apparemment en bonne santé, avait été aveuglé par un diagnostic dévastateur : une maladie hépatique avancée, conséquence directe d'une stéatose hépatique non détectée.

Au fur et à mesure que j'approfondissais la recherche, j'ai été frappé par la simple prévalence de cette maladie. Les estimations suggèrent que jusqu'à un quart de la population mondiale pourrait vivre avec une certaine forme de stéatose hépatique, une statistique qui souligne le besoin urgent d'une approche globale et fondée sur des données probantes en matière de prise en charge.

Ce qui distingue la stéatose hépatique, cependant, c'est sa nature insidieuse. Contrairement aux affections hépatiques plus connues, ce trouble se présente souvent sans symptômes évidents, ce qui lui permet de progresser silencieusement et de faire des ravages dans l'organisme. Il s'agit d'une épidémie silencieuse, qui peut entraîner de graves complications, notamment la cirrhose, l'insuffisance hépatique et même le cancer du foie, si elle n'est pas maîtrisée.

Mon parcours dans le monde de la stéatose hépatique n'a pas été facile. J'ai rencontré un réseau complexe de facteurs interconnectés, allant des perturbations métaboliques à la santé intestinale, qui ont tous joué un rôle dans le développement et la progression de cette maladie. Les approches conventionnelles de gestion des maladies du foie n'étaient tout simplement pas suffisantes et je savais qu'une nouvelle stratégie plus holistique était nécessaire.

Sans me laisser décourager, j'ai réuni une équipe de cliniciens, de nutritionnistes et de physiologistes de l'exercice dévoués, et ensemble,nous nous sommes lancés dans une mission pour découvrir les moyens les plus efficaces de gérer la stéatose hépatique. Nous explorons les dernières découvertes scientifiques, analysons des outils de diagnostic de pointe et testons des interventions thérapeutiques innovantes, le tout dans le but de permettre aux patients de prendre le contrôle de leur santé hépatique.

Ce que j'ai découvert en chemin était vraiment remarquable. La clé d'une gestion réussie de la stéatose hépatique réside non seulement dans la prise en charge du foie lui-même, mais également dans la prise en compte des facteurs métaboliques et du mode de vie sous-jacents qui contribuent à la maladie. Du rôle vital de la santé intestinale au pouvoir transformateur du suivi personnalisé des biomarqueurs, les stratégies que nous avons découvertes étaient tout simplement révolutionnaires.

Mais le voyage n'a pas été sans embûches. J'ai été témoin des frustrations et des obstacles auxquels les patients sont souvent confrontés lorsqu'ils naviguent dans un système de santé complexe, soulignant le besoin urgent d'une approche des soins plus centrée sur le patient. C'est cette expérience qui a renforcé ma détermination à créer un guide complet qui permettrait aux individus et aux prestataires de soins de santé de s'attaquer de front à cette épidémie silencieuse.

"Gestion de la stéatose hépatique" est le point culminant de mon parcours de recherche, un témoignage de la résilience et de la détermination des personnes touchées par cette maladie, et une feuille de route pour un avenir où la stéatose hépatique n'est plus une menace silencieuse, mais un problème gérable et gérable. voire réversible, la réalité.

Dans ces pages, vous découvrirez une richesse de connaissances, depuis les liens complexes entre l'intestin, le métabolisme et le bien-être cardiovasculaire, jusqu'aux outils de diagnostic de pointe et aux interventions innovantes en matière de style de vie qui ont le pouvoir de transformer des vies. Ce livre n'est pas seulement une référence médicale ; il s'agit d'un appel à l'action, d'un cri de ralliement pour que les individus prennent le contrôle de leur santé hépatique et pour que les prestataires de soins de santé adoptent une approche plus holistique et centrée sur le patient dans la gestion de la stéatose hépatique.

J'espère qu'en partageant ces connaissances, nous pourrons créer un effet d'entraînement d'autonomisation, en inspirant les gens à devenir des participants actifs dans leur propre parcours de soins de santé et les prestataires de soins de santé à adopter une approche plus collaborative et fondée sur des données probantes pour lutter contre cette épidémie silencieuse. Ensemble, nous pouvons relever ce défi invisible et ouvrir la voie à un avenir dans lequel la stéatose hépatique ne sera plus une menace silencieuse, mais une réalité gérable, voire réversible.

Chapitre un

Comprendre la stéatose hépatique

Qu'est-ce que la stéatose hépatique ?

La stéatose hépatique, ou maladie du foie gras, survient lorsque le foie grossit en raison de l'accumulation de graisse supplémentaire. Parmi les nombreuses fonctions métaboliques assurées par le foie figurent la digestion et l'utilisation des protéines, des glucides et des lipides. Plusieurs problèmes de santé, dont le développement de formes plus graves de maladies du foie, peuvent résulter de l'accumulation aberrante de graisse dans le foie.

La stéatose hépatique alcoolique (AFLD) et la stéatose hépatique non alcoolique (NAFLD) sont les deux formes les plus courantes de stéatose hépatique. Environ 25 à 30 % de la population mondiale souffre de stéatose hépatique non alcoolique, ce qui en fait le type le plus fréquent. La stéatose hépatique non alcoolique (NAFLD) est définie par la présence de graisse hépatique en l'absence de consommation importante d'alcool ou d'autres maladies hépatiques reconnues.

Mais boire trop d'alcool peut provoquer une accumulation de graisse dans le foie, une maladie connue sous le nom de stéatose hépatique alcoolique. Bien que l'alcool soit le principal responsable de l'AFLD, il convient de mentionner que la stéatose hépatique non alcoolique (NAFLD) peut également se développer chez les buveurs modérés.

La NAFLD et l'AFLD peuvent entraîner des troubles plus graves, tels que la stéatohépatite non alcoolique (NASH), la fibrose hépatique, la cirrhose et même le cancer du foie. Une forme plus grave de NAFLD,NASH, causes inflammation et dommages aux cellules hépatiques, pouvant provoquer des cicatrices et éventuellement le remplacement du tissu hépatique sain par du tissu cicatriciel qui ne fonctionne pas.

Le développement et l'avancement de la stéatose hépatique peuvent avoir des implications substantielles sur la santé générale d'un individu, car cette maladie est généralement liée à d'autres troubles métaboliques, tels que l'obésité, le diabète de type 2 et les maladies cardiovasculaires. Pour que les initiatives de prise en charge et de prévention soient efficaces, il est essentiel de comprendre la nature et les caractéristiques de la stéatose hépatique.

Causes et facteurs de risque

Le développement de la stéatose hépatique présente de multiples facettes, avec différents éléments contributifs et causes sous-jacentes. Comprendre les facteurs fondamentaux de cette maladie est essentiel pour identifier les personnes à risque et mettre en œuvre des interventions ciblées.

L'une des principales causes de la stéatose hépatique non alcoolique est l'augmentation de la consommation calorique, en particulier due aux régimes riches en graisses saturées et en glucides raffinés. Lorsque le corps consomme continuellement plus d'énergie qu'il ne peut en utiliser, les calories excédentaires sont généralement déposées sous forme de graisse dans le foie. Ce processus, appelé lipogenèse de novo, peut conduire à la formation de graisse au sein des cellules hépatiques.

L'obésité est un facteur de risque important de NAFLD, des études révélant que jusqu'à 90 % des patients obèses souffrent également d'un certain degré de stéatose hépatique. On pense que le poids corporel supplémentaire, en particulier l'accumulation de graisse viscérale entourant les organes abdominaux, joue un rôle majeur dans le développement de la NAFLD.

La résistance à l'insuline, caractéristique du syndrome métabolique et du diabète de type 2, est un autre facteur clé de la stéatose hépatique. Lorsque l'organisme développe une résistance aux effets de l'insuline, la capacité du foie à contrôler le métabolisme du glucose et des lipides est perturbée, entraînant une accumulation excessive de graisse à l'intérieur du foie.

Les facteurs génétiques peuvent jouer un rôle dans le développement de la NAFLD. Certaines variations génétiques, telles que celles impliquant le gène de la protéine 3 contenant le domaine de la phospholipase de type patatine (PNPLA3), ont été associées à un risque accru de développer une stéatose hépatique et à sa progression vers des stades plus avancés.

Les autres facteurs de risque de stéatose hépatique comprennent :

- Mode de vie sédentaire et manque d'activité physique
- Certains traitements, comme les corticoïdes et plusieurs thérapies anticancéreuses
- Perte de poids rapide ou régime yo-yo
- Troubles hépatiques liés à la grossesse, tels que le diabète gestationnel et la prééclampsie
- Certains troubles médicaux, notamment le syndrome des ovaires polykystiques, l'hypothyroïdie et l'apnée du sommeil

Dans le cas de la stéatose hépatique alcoolique (AFLD), le principal facteur est la consommation excessive d'alcool. Le foie est responsable du métabolisme et de la dégradation de l'alcool, et lorsque la consommation d'alcool dépasse la capacité du foie, cela peut entraîner une accumulation de graisse dans les cellules hépatiques.

Il est crucial de souligner que le développement de l'AFLD ne dépend pas exclusivement de la quantité d'alcool.buvait, mais également sur des facteurs tels que la durée de l'abus d'alcool, la prédisposition génétique individuelle et la présence d'autres troubles de santé sous-jacents.

Reconnaître les nombreuses causes et facteurs de risque liés à la stéatose hépatique est vital pour les professionnels de santé comme pour les patients, car cela permet la mise en œuvre de méthodes de prévention et de prise en charge adaptées.

Symptômes et diagnostic

La stéatose hépatique, en particulier à ses débuts, se manifeste généralement par peu ou pas de symptômes visibles. De nombreuses personnes atteintes de stéatose hépatique peuvent ignorer leur maladie, car celle-ci peut passer inaperçue pendant une longue période. Cependant, à mesure que la maladie progresse, certains symptômes peuvent commencer à apparaître.

Les symptômes courants associés à la stéatose hépatique comprennent :

1. Inconfort ou douleur abdominale: Les personnes atteintes de stéatose hépatique peuvent signaler une sensation sourde et douloureuse ou un inconfort dans le quadrant supérieur droit de l'abdomen, là où se trouve le foie.

2. lassitude et fatigue: En raison de la pression métabolique accrue sur le foie, les personnes atteintes de stéatose hépatique peuvent ressentir une lassitude persistante et un manque général d'énergie.

3. Perte d'appétit: Dans certaines situations, l'accumulation de graisse dans le foie peut entraîner une diminution de l'appétit ou une sensation de satiété, même après avoir pris de petits repas.

4. Nausées et vomissements: Certains patients atteints d'une stéatose hépatique grave peuvent ressentir des nausées ou des vomissements occasionnels, en particulier après avoir consommé des repas ou des boissons spécifiques.

5. Gonflement et œdème: À mesure que le foie grossit en raison de l'accumulation de graisse, il peut exercer une pression sur les structures environnantes, entraînant un gonflement de l'abdomen ou des jambes.

Il est essentiel de se rappeler que ces symptômes ne se limitent pas à la stéatose hépatique et peuvent être liés à toute une série d'autres problèmes de santé. Une évaluation médicale complète est donc importante pour obtenir un diagnostic précis.

Le diagnostic de la stéatose hépatique implique souvent une combinaison d'évaluation clinique, d'examens de laboratoire et de modalités d'imagerie.

1. Évaluation clinique: Un professionnel de la santé effectuera un historique médical complet et un examen physique, évaluant les facteurs de risque, tels que l'obésité, le diabète ou la consommation excessive d'alcool.

2. Tests de laboratoire: Les analyses de sang, telles que les tests de la fonction hépatique (LFT), peuvent fournir des informations vitales sur la santé du foie. Des taux élevés d'enzymes hépatiques, telles que l'alanine aminotransférase (ALT) et l'aspartate aminotransférase (AST), peuvent être symptomatiques d'une stéatose hépatique.

3. Techniques d'imagerie:

-**Ultrason**: Cette technologie d'imagerie non invasive peut détecter la présence de graisse dans le foie et fournir une évaluation précoce de l'étendue de la stéatose hépatique.

- **Tomodensitométrie (TDM)**: Les tomodensitogrammes peuvent donner une mesure plus approfondie et quantitative de la quantité de graisse dans le foie.

- **Imagerie par résonance magnétique (IRM)**: Les techniques d'IRM, telles que la fraction grasse à densité protonique (PDFF) et la spectroscopie par résonance magnétique (MRS), peuvent détecter de manière fiable le degré d'infiltration de graisse dans le foie.

4. Biopsie du foie: Dans certaines circonstances, une biopsie hépatique peut être réalisée pour confirmer le diagnostic et déterminer la gravité de l'affection. Ce traitement invasif comprend l'extraction d'un minuscule échantillon de tissu hépatique pour évaluation histologique.

Il est essentiel de souligner qu'une biopsie hépatique est souvent réservée aux cas où le diagnostic est ambigu ou pour déterminer la présence et la gravité d'une NASH, ce qui pourrait avoir des conséquences sur le traitement et la gestion de la maladie.

Le diagnostic précoce de la stéatose hépatique est essentiel, car il permet la mise en œuvre de modifications du mode de vie et de thérapies adaptées pour prévenir l'évolution de la maladie et limiter le risque de développer des conséquences hépatiques plus importantes.

Chapitre deux

La connexion intestin-foie

Le rôle du microbiome intestinal dans la stéatose hépatique

Le microbiome intestinal, l'ensemble complexe de micro-organismes résidant dans le tractus gastro-intestinal humain, est devenu un élément important dans le développement et la progression de la stéatose hépatique. De plus en plus de preuves suggèrent que la composition et la fonction du microbiome intestinal jouent un rôle essentiel dans la pathogenèse de la stéatose hépatique non alcoolique (NAFLD) et de la stéatose hépatique alcoolique (AFLD).

Le microbiome intestinal est responsable d'une vaste gamme de fonctions métaboliques, immunologiques et de signalisation au sein du corps humain. Dans le cadre d'une stéatose hépatique, le microbiote intestinal peut influencer plusieurs processus importants qui contribuent à l'accumulation de graisse dans le foie.

1. Métabolisme des acides biliaires:

Le foie est responsable de la synthèse des acides biliaires, nécessaires à l'émulsification et à l'absorption des lipides alimentaires. Le microbiome intestinal, à son tour, joue un rôle essentiel dans la biotransformation des acides biliaires, transformant les acides biliaires principaux en acides biliaires secondaires. Les perturbations du microbiome intestinal peuvent entraîner des anomalies dans la composition des acides biliaires, ce qui peut affecter le métabolisme des lipides et favoriser le stockage des graisses dans le foie.

2. Perméabilité intestinale et endotoxémie:

Un microbiote intestinal sain aide à maintenir l'intégrité de la barrière intestinale, en évitant la fuite de produits bactériens, tels que les lipopolysaccharides (LPS), dans la circulation sanguine. Cependant, un déséquilibre du microbiome intestinal, souvent appelé dysbiose, peut entraîner une augmentation de la perméabilité intestinale, une condition connue sous le nom de « perméabilité intestinale ». Cela permet la translocation du LPS et d'autres pro-inflammatoires molécules dans la circulation porte, qui peuvent ensuite atteindre le foie et déclencher des réponses inflammatoires, contribuant au développement et à la progression de la stéatose hépatique.

3. Récupération d'énergie et disponibilité du substrat:

La flore intestinale peut altérer l'efficacité de l'extraction énergétique et de l'absorption des nutriments contenus dans les repas. Certains profils microbiens intestinaux ont été associés à une capacité accrue à collecter l'énergie provenant de l'alimentation, conduisant au stockage des calories excédentaires sous forme de graisse dans le foie. De plus, le microbiote intestinal peut affecter la disponibilité de substrats, tels que la choline, nécessaires au conditionnement et à l'exportation des lipides du foie.

4. **Sensibilité à l'insuline et régulation métabolique**:

Le microbiome intestinal peut avoir un impact sur la sensibilité à l'insuline et le métabolisme du glucose, qui sont directement liés au développement de la stéatose hépatique. Les altérations de la flore intestinale ont été liées au développement de la résistance à l'insuline, une cause critique de la NAFLD et de l'AFLD. Les métabolites dérivés de l'intestin, tels que les acides gras à chaîne courte, peuvent modifier les voies de signalisation impliquées dans l'homéostasie du glucose et des lipides.

5. Réponses inflammatoires:

Le microbiote intestinal peut affecter le système immunitaire et les réponses inflammatoires de l'hôte. La dysbiose et la libération concomitante de produits bactériens, tels que le LPS, peuvent déclencher l'activation de voies pro-inflammatoires, contribuant ainsi au développement d'une inflammation du foie, caractéristique de la stéatohépatite non alcoolique (NASH), une forme plus grave de NAFLD. .

De nombreuses études ont indiqué que les individus atteints de NAFLD et d'AFLD présentent souvent des profils microbiens intestinaux différents, définis par une diversité réduite, une composition modifiée et la présence d'espèces bactériennes spécifiques. Ces anomalies microbiennes intestinales ont été associées à différentes caractéristiques de la stéatose hépatique, notamment le degré de stockage des graisses, la prévalence de l'inflammation et la probabilité de développement de la maladie.

Comprendre le lien complexe entre la flore intestinale et le développement de la stéatose hépatique a ouvert de nouvelles options thérapeutiques potentielles. Les stratégies ciblant le microbiome intestinal, telles que l'utilisation de probiotiques, de prébiotiques et la transplantation de microbiote fécal, ont donné des résultats encourageants dans l'amélioration de la fonction hépatique et peut-être dans la correction de la stéatose hépatique.

Les fuites intestinales et son impact

Le concept de « perméabilité intestinale », également connu sous le nom de perméabilité intestinale accrue, est devenu un élément important dans la physiopathologie de la stéatose hépatique.

Les fuites intestinales font référence à une condition dans laquelle l'intégrité de la barrière intestinale est altérée, permettant l'entrée de nombreuses substances, notamment des produits bactériens, des toxines et des particules alimentaires non digérées, dans la circulation sanguine.

Dans le contexte de la stéatose hépatique, l'implication d'une fuite intestinale est particulièrement importante, car elle peut contribuer au développement et à la progression de la maladie par de multiples voies.

1. Endotoxémie et inflammation:
Lorsque la barrière intestinale est perturbée, les endotoxines bactériennes, comme les lipopolysaccharides (LPS), peuvent pénétrer dans la circulation porte et atteindre le foie. Ces endotoxines peuvent activer les cellules de Kupffer, les macrophages résidents du foie, provoquant la production de cytokines et de chimiokines

pro-inflammatoires. Cette réaction inflammatoire peut entraîner des lésions des hépatocytes (cellules hépatiques), l'accumulation de graisse dans le foie et le développement d'une stéatohépatite non alcoolique (NASH).

2. Dérégulation de l'axe intestin-foie:

L'axe intestin-foie fait référence à la communication bidirectionnelle entre le tractus gastro-intestinal et le foie. Une fuite intestinale perturbe l'équilibre délicat de cet axe, conduisant à la dérégulation de plusieurs voies métaboliques et de signalisation. Cela peut conduire au développement d'une résistance à l'insuline, à une altération du métabolisme des acides biliaires et à d'autres anomalies métaboliques, qui sont toutes fortement associées à la physiopathologie de la stéatose hépatique.

3. Modification de l'absorption et du métabolisme des nutriments:

Une fuite intestinale peut affecter l'absorption et l'utilisation correcte de nutriments clés, tels que la choline et certaines vitamines. La choline, par exemple, est nécessaire au conditionnement et à l'exportation des lipides du foie. La disponibilité réduite de choline en raison d'une fuite intestinale peut favoriser la formation de graisse dans le foie, contribuant ainsi au développement de la NAFLD.

4. Dysbiose du microbiome intestinal:
Une fuite intestinale s'accompagne généralement d'anomalies dans la composition microbienne de l'intestin, conduisant à une dysbiose. Cette dysbiose peut encore exacerber les anomalies inflammatoires et métaboliques, générant un cycle auto-entretenu qui accélère l'évolution de la stéatose hépatique.

Plusieurs facteurs peuvent conduire au développement de l' intestin qui fuit, notamment :

- Régime riche en aliments transformés, en glucides raffinés et en graisses nocives
- Stress chronique et détresse psychologique
- Consommation excessive d'alcool
- Certains médicaments, comme les antibiotiques et les anti-inflammatoires non stéroïdiens
- Troubles gastro-intestinaux sous-jacents, tels que les maladies inflammatoires de l'intestin

S'attaquer aux fuites intestinales est considéré comme un élément crucial dans la prise en charge de la stéatose hépatique. En rétablissant l'intégrité de la barrière intestinale et en favorisant une flore intestinale plus saine, les thérapies ciblant les fuites intestinales peuvent avoir une influence positive sur la fonction hépatique et peut-être inverser l'évolution de la stéatose hépatique.

Stratégies diététiques pour la santé intestinale

Compte tenu du rôle essentiel du microbiome intestinal et de l'intégrité de la barrière intestinale dans le développement et la progression de la stéatose hépatique, il est crucial d'adopter des régimes alimentaires favorables à la santé intestinale. En nourrissant l'intestin, les individus peuvent potentiellement minimiser le risque de stéatose hépatique et améliorer la santé globale du foie.

1. Aliments riches en fibres:
Une alimentation riche en aliments contenant des fibres est essentielle au maintien d'un microbiote intestinal sain. Les fibres alimentaires fonctionnent comme un prébiotique, favorisant la croissance et la prolifération d'une flore intestinale saine. Les fibres solubles, telles que celles présentes dans les fruits, les légumes, les grains entiers et les légumineuses,

peuvent être fermentées par des micro-organismes intestinaux, conduisant à la génération d'acides gras à chaîne courte (AGCC). Ces SCFA jouent un rôle important dans le maintien de l'intégrité de la barrière intestinale et dans la modération des réponses inflammatoires, deux éléments cruciaux dans le contexte de la stéatose hépatique.

2. Aliments riches en probiotiques:
L'incorporation d'aliments riches en probiotiques dans l'alimentation peut aider à rétablir l'équilibre de la flore intestinale et à améliorer la santé intestinale globale. Les probiotiques sont des bactéries vivantes qui, lorsqu'elles sont ingérées à des concentrations appropriées, peuvent présenter des avantages pour la santé. Les aliments comme le yaourt, le kéfir, les légumes fermentés (par exemple la choucroute, le kimchi) et les boissons fermentées (par exemple le kombucha) sont de bonnes sources de probiotiques. Les probiotiques peuvent aider à améliorer la barrière intestinale, à réduire l'inflammation et à modifier le système

immunitaire, ce qui peut tous être bénéfique pour la santé du foie.

3. Aliments riches en polyphénols:

Les polyphénols sont une classe de produits chimiques d'origine végétale qui possèdent de puissantes activités antioxydantes et anti-inflammatoires. Ces produits chimiques peuvent avoir un impact favorable sur le microbiome intestinal en favorisant sélectivement la croissance de bonnes bactéries et en empêchant la prolifération de germes dangereux. Les aliments riches en polyphénols, tels que les baies, le thé vert, le chocolat et diverses herbes et épices, peuvent contribuer au maintien d'un intestin sain et potentiellement diminuer la progression de la stéatose hépatique.

4. Acides gras oméga-3:

Il a été démontré que les acides gras oméga-3, tels que ceux présents dans les poissons gras, les noix et les graines de lin, ont un effet favorable sur la flore intestinale et la fonction de la barrière intestinale. Ces substances anti-inflammatoires peuvent aider à réduire l'inflammation du foie et potentiellement améliorer le profil métabolique global associé à la stéatose hépatique.

5. Hydratation et consommation d'eau:
Une hydratation adéquate est essentielle pour maintenir un estomac sain. L'eau joue un rôle clé dans le maintien de l'intégrité de la barrière intestinale et dans le fonctionnement du microbiome intestinal. La déshydratation peut entraîner une augmentation de la perméabilité intestinale et contribuer au développement d'un intestin qui fuit, ce qui, comme décrit précédemment, est fortement lié à l'étiologie de la stéatose hépatique.

6. Minimiser les aliments transformés et les additifs:
Les aliments hautement transformés contiennent souvent de nombreux produits chimiques

alimentaires, conservateurs et édulcorants artificiels qui peuvent nuire au microbiote intestinal. Ces substances peuvent perturber l'équilibre des bactéries intestinales, provoquer une inflammation et contribuer au développement de troubles métaboliques, notamment de stéatose hépatique. Minimiser la consommation d'aliments transformés et opter pour des aliments entiers peu transformés peut aider à maintenir un environnement intestinal sain.

En intégrant ces choix alimentaires dans une approche globale de contrôle de la stéatose hépatique, les individus peuvent favoriser la santé de leur flore intestinale et de leur barrière intestinale, réduisant ainsi potentiellement le risque de progression de la maladie et améliorant la fonction hépatique globale.

Chapitre trois

Nutrition pour la gestion du foie gras

Équilibrage des macronutriments

Un bon équilibre des macronutriments est un élément essentiel d'une stratégie complète de contrôle de la stéatose hépatique. Les trois macronutriments – glucides, protéines et graisses – jouent un rôle unique dans le développement et la progression de la stéatose hépatique non alcoolique (NAFLD) et de la stéatose hépatique alcoolique (AFLD). L'adoption d'un ratio adéquat de macronutriments aidera à minimiser l'accumulation de graisse dans le foie et à améliorer la fonction hépatique globale.

1. Les glucides:

Les glucides sont la principale source d'énergie de l'organisme et leur surconsommation peut contribuer au développement d'une stéatose hépatique. Les glucides simples et raffinés, tels que ceux que l'on trouve dans les sucres ajoutés, le pain blanc et les pâtisseries, peuvent entraîner une augmentation rapide de la glycémie, activant ainsi la libération d'insuline. Une production excessive d'insuline peut favoriser la conversion des glucides en excès en acides gras, qui sont ensuite stockés dans le foie, contribuant ainsi au développement de la NAFLD.

Pour contrôler la stéatose hépatique, il est essentiel de se concentrer sur la consommation de glucides complexes et riches en fibres, comme ceux que l'on trouve dans les grains entiers, les fruits et les légumes. Ces glucides complexes sont digérés et absorbés plus lentement, ce qui donne un approvisionnement en énergie plus constant et minimise le stress sur le foie. De plus, la composante fibreuse de ces sources de glucides peut contribuer à améliorer la santé intestinale et à réduire l'inflammation, deux éléments favorables à la fonction hépatique.

La consommation recommandée de glucides pour les personnes atteintes de stéatose hépatique se situe souvent entre 40 et 50 % de leur apport calorique quotidien total. Cependant, cela peut être modifié en fonction de caractéristiques individuelles, telles que la présence d'une résistance à l'insuline ou la gravité de la maladie.

2. Protéines:
L'apport en protéines est crucial pour entretenir et réparer les tissus hépatiques, ainsi que pour soutenir la fonction métabolique générale. En cas de stéatose hépatique, une consommation adéquate de protéines peut aider en préservant masse musculaire maigre, nécessaire au maintien d'un métabolisme sain.

Optez pour des sources de protéines maigres de haute qualité, comme la volaille, le poisson, les œufs, les lentilles et les produits laitiers faibles en gras. Ces sources de protéines sont moins susceptibles d'entraîner une accumulation de graisse dans le foie. Évitez les sources de protéines transformées et riches en matières grasses, telles que la viande rouge, les produits laitiers entiers et les viandes transformées, car elles peuvent provoquer une inflammation et aggraver la maladie.

L'apport en protéines recommandé pour les personnes atteintes de stéatose hépatique se situe souvent entre 20 et 30 % de leur apport calorique quotidien total. Cela peut être modifié en fonction de caractéristiques individuelles, telles que la prévalence de la résistance à l'insuline ou la nécessité de préserver les muscles.

3. Graisses:
Le type et la quantité de graisses alimentaires consommées jouent un rôle essentiel dans la

gestion de la stéatose hépatique. Il a été démontré que les graisses insaturées, telles que celles présentes dans l'huile d'olive, les avocats, les amandes et les poissons gras, ont un impact favorable sur la santé du foie.

Les graisses mono insaturées, telles que celles présentes dans l'huile d'olive et les avocats, peuvent aider à améliorer la sensibilité à l'insuline et à réduire l'inflammation, deux éléments essentiels au contrôle de la stéatose hépatique. Les graisses polyinsaturées, en particulier les acides gras oméga-3 présents dans les poissons gras, ont des propriétés anti-inflammatoires et peuvent aider à prévenir la formation de graisse dans le foie.

D'un autre côté, les graisses saturées et les graisses trans, que l'on trouve généralement dans les aliments frits, les produits de boulangerie et les viandes transformées, pourraient contribuer à l'avancement de la stéatose hépatique en augmentant l'inflammation et la résistance à l'insuline.

L'apport recommandé en graisses totales pour les personnes atteintes de stéatose hépatique se situe normalement entre 25 et 35 % de leur apport calorique quotidien total, avec une concentration de graisses insaturées et un faible apport en graisses saturées et trans.

Il est essentiel de noter que l'équilibre approprié en Macronutriments peut varier en fonction des circonstances individuelles, telles que la gravité de la stéatose hépatique, l'existence de maladies existantes (par exemple, le diabète, le syndrome métabolique) et les préférences personnelles. Travailler en étroite collaboration avec un professionnel de la santé qualifié, tel qu'un diététiste, peut aider à déterminer l'allocation de Macronutriments la plus appropriée pour les besoins et les objectifs de chaque individu.

Aliments anti-inflammatoires

La réduction de l'inflammation est un élément essentiel du contrôle de la stéatose hépatique, car l'inflammation chronique peut contribuer à la progression de la maladie et au développement de problèmes hépatiques plus graves, tels que la stéatohépatite non alcoolique (NASH) et la fibrose hépatique.

L'incorporation d'éléments anti-inflammatoires dans l'alimentation peut aider à réduire les processus inflammatoires liés à la stéatose hépatique et à améliorer la fonction hépatique globale. Voici quelques aliments anti-inflammatoires cruciaux à considérer :

1. Acides gras oméga-3:
Les acides gras oméga-3, tels que ceux présents dans les poissons gras (par exemple le saumon, le maquereau, les sardines), ont des capacités

anti-inflammatoires importantes. Ces acides gras nécessaires peuvent aider à limiter la synthèse de cytokines pro-inflammatoires et deseicosanoïdes, impliquées dans la cascade inflammatoire. La consommation de poisson gras ou la prise de suppléments d'oméga-3 peuvent être utiles aux patients souffrant de stéatose hépatique.

2. Fruits et légumes:

Les fruits et légumes sont riches en une variété d'antioxydants, de vitamines et de composés phytochimiques qui présentent des qualités anti-inflammatoires. Certaines alternatives particulièrement avantageuses comprennent :

- Baies (par exemple myrtilles, framboises, fraises)

- Légumes-feuilles (par exemple, épinards, chou frisé, roquette)

- Légumes crucifères (ex. brocoli, chou-fleur, chou de Bruxelles)

- Agrumes (par exemple oranges, citrons, limes)

- Tomates (riches en lycopène antioxydant)

3. Noix et graines:

Les noix et les graines sont de bons fournisseurs de graisses anti-inflammatoires, telles que les graisses monoinsaturées et polyinsaturées, ainsi que d'antioxydants et de fibres. Les exemples incluent les amandes, les noix, les graines de chia et les graines de lin.

4. Céréales entières:

Les grains entiers, comme le riz brun, le quinoa et le blé entier, sont riches en fibres et peuvent aider à réduire l'inflammation en favorisant une flore intestinale saine et en augmentant la sensibilité à l'insuline.

5. Épices et herbes:

Il a été démontré que certaines épices et herbes présentent de puissants effets anti-inflammatoires. Les exemples incluent le curcuma (curcumine), le gingembre, la cannelle et le romarin.

6. Aliments fermentés:

Les aliments fermentés, comme le yaourt, le kéfir, la choucroute et le kimchi, contiennent des probiotiques qui peuvent aider à réduire l'inflammation en modifiant le microbiome intestinal et en améliorant la fonction de barrière intestinale.

7. Thé vert:

Le thé vert est riche en polyphénols, en particulier en gallate d'épigallocatéchine (EGCG), qui a des effets anti-inflammatoires et peut aider à protéger le foie.

En intégrant ces aliments anti-inflammatoires dans une alimentation équilibrée, les patients atteints de stéatose hépatique pourraient potentiellement réduire l'inflammation, améliorer la fonction hépatique et ralentir l'évolution de la maladie.

Il est essentiel de noter que même si certains repas peuvent être bénéfiques, une stratégie holistique de gestion de la stéatose hépatique doit également inclure d'autres ajustements du mode de vie, tels que l'exercice régulier, la gestion du poids et la gestion du stress.

Nutriments de soutien au foie

En plus d'adopter un apport équilibré en Macronutriments et de consommer des repas anti-inflammatoires, des nutriments particuliers qui favorisent la santé et le fonctionnement du foie sont essentiels à la gestion de la stéatose hépatique. Ces nutriments peuvent aider à protéger le foie, stimuler la régénération et potentiellement inverser la formation de graisse dans le foie.

1. Choline:
La choline est une vitamine importante qui joue un rôle essentiel dans le métabolisme et l'exportation des lipides du foie. Une consommation insuffisante de choline a été associée au développement et à la

progression de la stéatose hépatique non alcoolique (NAFLD). Les aliments riches en choline comprennent les œufs, les poissons gras, le bétail, la volaille et certains légumes (par exemple le brocoli et le chou-fleur).

2. Vitamine E:

La vitamine E est un puissant antioxydant qui peut aider à protéger le foie contre le stress oxydatif et l'inflammation, tous deux impliqués dans la physiopathologie de la stéatose hépatique. Des études ont démontré qu'une supplémentation en vitamine E peut améliorer l'histologie hépatique et réduire la gravité de la NASH chez les personnes atteintes de NAFLD.

3. Vitamine D:

La vitamine D a été associée à de nombreux aspects de la fonction hépatique, notamment à la régulation de l'inflammation et au métabolisme des lipides. De faibles niveaux de vitamine D ont été observés chez des personnes atteintes de NAFLD, et une supplémentation peut contribuer à améliorer la fonction hépatique et à réduire le risque de développement de la maladie.

4. Acides gras oméga-3 :

Comme indiqué précédemment, les acides gras oméga-3, tels que ceux présents dans les poissons gras, ont des qualités anti-inflammatoires et peuvent aider à prévenir la formation de graisse dans le foie. Il a été prouvé qu'une supplémentation en acides gras oméga-3 améliore les niveaux d'enzymes hépatiques et réduit l'accumulation de graisse hépatique chez les personnes atteintes de NAFLD.

5. Méthionine et S-Adénosylméthionine (SAMe) :

La méthionine est un acide aminé essentiel qui est transformé en S-Adénosylméthionine (SAMe) dans l'organisme. La SAMe joue un rôle essentiel dans la fabrication du glutathion, un puissant antioxydant qui protège le foie. La supplémentation en SAMe a été examinée comme traitement potentiel pour la NAFLD et la NASH.

6. Zinc :

Le zinc est un minéral important impliqué dans plusieurs activités hépatiques, notamment la synthèse des protéincs, l'activité enzymatique et la défense antioxydante. La carence en zinc a été associée à un risque accru de NAFLD et de fibrose hépatique. Assurer un apport suffisant en zinc par le biais de sources alimentaires ou de suppléments peut être avantageux pour les personnes atteintes de stéatose hépatique.

7. Sélénium :

Le sélénium est un oligo-élément qui sert d'antioxydant et contribue au fonctionnement du foie. De faibles niveaux de sélénium ont été associés au développement et à la progression de la NAFLD. Incorporer des aliments riches en sélénium, tels que les noix du Brésil, les crustacés et certaines viandes, ou envisager une supplémentation en sélénium peut être avantageux.

8. Coenzyme Q10 (CoQ10) :

La coenzyme Q10 est un antioxydant liposoluble qui joue un rôle essentiel dans la synthèse énergétique au sein des cellules hépatiques. Des niveaux réduits de CoQ10 ont été observés chez les personnes atteintes de NAFLD, et une supplémentation peut contribuer à améliorer la fonction hépatique et à réduire le stress oxydatif.

En incorporant ces nutriments de soutien au foie dans l'alimentation, soit par le biais de sources alimentaires, soit par une supplémentation ciblée (si nécessaire), les personnes atteintes de stéatose hépatique peuvent potentiellement améliorer la santé globale de leur foie, réduire l'accumulation de graisse dans le foie et atténuer le risque de progression de la maladie.

Il est essentiel de contacter un professionnel de la santé, tel qu'un diététicien qualifié ou un hépatologue, pour identifier les recommandations alimentaires appropriées et toute supplémentation nécessaire en fonction des besoins individuels et de la gravité du problème de stéatose hépatique.

Chapitre quatre

Interventions en matière d'exercice et de style de vie

L'importance de l'activité physique

L'exercice physique régulier est la pierre angulaire du contrôle et potentiellement de l'inversion de la stéatose hépatique, en particulier dans le cas de la stéatose hépatique non alcoolique (NAFLD). Il a été démontré que l'exercice physique a un impact substantiel sur différents aspects de la santé du foie, ce qui en fait un élément essentiel d'une stratégie complète de soins pour la stéatose hépatique.

1. Réduction de la teneur en graisse du foie:
L'un des principaux avantages de l'exercice régulier pour les personnes atteintes de stéatose hépatique

est la réduction de la teneur en graisse du foie. Des études ont prouvé à plusieurs reprises que les exercices d'aérobic et l'entraînement en résistance peuvent réduire considérablement la formation de graisse dans le foie. Cette réduction de la teneur en graisse du foie est significative car elle peut aider à prévenir la progression de la maladie et peut-être inverser les premiers stades de la NAFLD.

2. Sensibilité améliorée à l'insuline:

La résistance à l'insuline est l'un des principaux facteurs responsables de la stéatose hépatique, car elle entraîne un déséquilibre du métabolisme lipidique et une accumulation de graisse dans le foie. Il a été prouvé qu'une activité physique régulière augmente la sensibilité à l'insuline, ce qui peut contribuer à améliorer l'homéostasie du glucose et des lipides, réduisant ainsi le risque de progression de la stéatose hépatique.

3. Réduction de l'inflammation:

L'inflammation chronique est une caractéristique de la stéatohépatite non alcoolique (NASH), un type plus grave de NAFLD. L'exercice peut aider à réduire l'inflammation en modifiant la synthèse des cytokines pro-inflammatoires et en stimulant la libération de cytokines anti-inflammatoires (molécules libérées par les cellules musculaires). Cette réduction de l'inflammation peut aider à minimiser les dommages au foie associés à la NASH et potentiellement inverser la maladie.

4. Promotion de la perte et de la gestion du poids:

Le surpoids et l'obésité sont des facteurs de risque clés pour le développement et la progression de la stéatose hépatique. L'exercice physique régulier, combiné à une approche alimentaire équilibrée, peut être une méthode efficace pour atteindre et maintenir un poids santé. Il a été démontré que la perte de poids améliore considérablement la santé du foie et réduit la gravité de la stéatose hépatique.

5. Amélioration de la santé cardiovasculaire:
La stéatose hépatique est généralement associée à un risque accru de maladie cardiovasculaire, car les deux maladies ont des processus sous-jacents communs, tels que la résistance à l'insuline et la dérégulation métabolique. L'exercice physique régulier peut améliorer plusieurs facteurs de risque cardiovasculaire, tels que l'hypertension artérielle, la dyslipidémie et la fonction endothéliale, réduisant ainsi le risque cardiovasculaire global chez les personnes atteintes de stéatose hépatique.

En ce qui concerne le type et l'intensité de l'activité physique, une combinaison d'exercices aérobiques et d'entraînement en résistance est souvent recommandée aux patients atteints de stéatose hépatique :

Exercice d'aérobie:
- Les activités aérobiques d'intensité modérée, comme la marche rapide, le jogging, le vélo ou la natation, sont particulièrement utiles.

- Visez au moins 150 minutes d'exercice aérobique d'intensité modérée par semaine ou 75 minutes d'exercice aérobique d'intensité vigoureuse par semaine.

Entraînement en résistance:
- L'intégration d'exercices de résistance, tels que l'haltérophilie ou les entraînements au poids corporel, peut aider à développer et à maintenir la masse musculaire, ce qui est crucial pour le métabolisme et la sensibilité à l'insuline.
- Visez 2 à 3 séances d'exercices de résistance par semaine, en touchant tous les principaux groupes musculaires.

Il est essentiel de souligner que les personnes atteintes de stéatose hépatique doivent commencer par une approche modérée et progressive de l'exercice physique, en tenant compte de leur niveau de forme physique actuel et de tout problème de santé sous-jacent. Consulter un professionnel de la santé, tel qu'un physiothérapeute ou un spécialiste de l'exercice, peut aider à élaborer un programme d'activité personnalisé, sûr et efficace pour contrôler la stéatose hépatique.

Techniques de gestion du stress

Le stress chronique est un facteur bien reconnu dans le développement et la progression de la stéatose hépatique. Des niveaux de stress élevés peuvent avoir un impact délétère sur plusieurs systèmes physiologiques, entraînant une augmentation de l'inflammation, des anomalies métaboliques et une aggravation des problèmes sous-jacents liés à la stéatose hépatique. Par conséquent, la mise en œuvre d'approches efficaces de gestion du stress dans le cadre d'une intervention complète sur le mode de vie est vitale pour les personnes atteintes de stéatose hépatique.

1. Pleine conscience et méditation:

Il a été démontré que des pratiques telles que la méditation de pleine conscience, qui nécessitent une attention concentrée et une conscience sans jugement du moment présent, ont une bonne influence sur la fonction hépatique. La pleine conscience peut aider à réduire le stress, à diminuer l'inflammation et à améliorer le bien-être général, ce qui peut aider les personnes atteintes de stéatose hépatique.

2. Exercices de respiration profonde:

S'engager dans des exercices de respiration profonde, tels que la respiration diaphragmatique ou la respiration en boîte, peut activer le système nerveux parasympathique, responsable de la réponse de repos et de digestion du corps. Cela peut aider à contrebalancer les impacts physiologiques du stress, en diminuant les niveaux de cortisol et en créant une sensation de relaxation.

3. Yoga et Tai Chi:

Des pratiques comme le yoga et le tai-chi combinent mouvement physique, contrôle de la respiration et pleine conscience, ce qui en fait des outils efficaces pour gérer le stress. Ces exercices corps-esprit ont été associés à une réduction de l'inflammation, à une meilleure sensibilité à l'insuline et à une meilleure fonction hépatique globale chez les personnes atteintes de stéatose hépatique.

4. Relaxation musculaire progressive:
La relaxation musculaire progressive (PMR) est une technique qui consiste à tendre et relâcher systématiquement différents groupes musculaires dans tout le corps. Cette technique peut aider à soulager la tension physique et à générer un état de relaxation profonde, ce qui peut être bénéfique pour les personnes confrontées au fardeau du traitement d'une maladie chronique comme la stéatose hépatique.

5. Thérapie cognitivo-comportementale (TCC) :

La thérapie cognitivo-comportementale est un style de psychothérapie qui aide les patients à découvrir et à améliorer les schémas de pensée et les comportements négatifs qui contribuent au stress et à l'anxiété. La TCC peut être particulièrement efficace pour les patients atteints de stéatose hépatique qui peuvent souffrir des composantes émotionnelles et psychologiques de leur maladie.

6. Soutien social et conseils :

Rechercher le soutien d'amis, de membres de la famille, de groupes de soutien ou d'experts en santé mentale peut aider les personnes atteintes de stéatose hépatique à gérer le stress et les problèmes émotionnels associés à cette maladie. Le conseil et le soutien peuvent constituer un moyen productif de gérer le stress et d'améliorer le bien-être général.

Il est essentiel de noter que la gestion du stress n'est pas une approche universelle et que les individus peuvent avoir besoin d'expérimenter différentes stratégies pour trouver celle qui leur convient le mieux. L'intégration d'une combinaison des mesures susmentionnées, adaptée aux préférences et aux besoins individuels, peut être un moyen efficace de gérer le stress et d'améliorer la santé globale du foie chez les personnes atteintes de stéatose hépatique.

Sommeil et rythme circadien

Un sommeil suffisant et de qualité, ainsi que le maintien d'un rythme circadien sain, sont des facteurs cruciaux dans la prise en charge de la stéatose hépatique. Les perturbations du sommeil et des rythmes circadiens peuvent avoir un impact significatif sur divers processus physiologiques, exacerbant les mécanismes sous-jacents associés au développement et à la progression de la stéatose hépatique.

1. L'importance du sommeil :

Un sommeil suffisant et de qualité est nécessaire pour état de santé général et fonction hépatique. Les personnes atteintes de stéatose hépatique, en particulier celles atteintes de stéatose hépatique non alcoolique (NAFLD), peuvent présenter des anomalies du sommeil, telles que l'apnée obstructive du sommeil, l'insomnie et une mauvaise qualité de sommeil.

Une durée de sommeil inadéquate et une mauvaise qualité du sommeil peuvent contribuer à la physiopathologie de la stéatose hépatique par de nombreux mécanismes :

- Augmentation de la résistance à l'insuline et diminution du métabolisme du glucose

- Dérégulation des hormones régulatrices de l'appétit, entraînant une suralimentation et une prise de poids

- Inflammation élevée et stress oxydatif

- Perturbation de l'axe intestin-foie et du microbiome intestinal

Traiter les troubles du sommeil et maintenir un sommeil adéquat et de haute qualité est un élément essentiel de la gestion de la stéatose hépatique, car cela peut contribuer à améliorer les paramètres métaboliques, à réduire l'inflammation et à favoriser la santé globale du foie.

2. Rythme circadien et fonction hépatique:
Le rythme circadien, l'horloge biologique interne qui régule différents processus physiologiques, est directement lié à la fonction hépatique et au développement de la stéatose hépatique.

Le foie est un facteur essentiel du rythme circadien, car il participe au contrôle des processus métaboliques, notamment le métabolisme des lipides et du glucose, ainsi que la génération et la libération des acides biliaires. Les perturbations du rythme circadien peuvent entraîner une inadéquation entre l'horloge interne du corps et les signaux environnementaux externes, tels que l'exposition à la lumière et l'heure des repas.

Les anomalies du rythme circadien ont été liées aux résultats suivants qui peuvent contribuer à la stéatose hépatique :
- Altérations de l'expression de gènes impliqués dans le métabolisme des lipides et du glucose
- Altération de l'homéostasie des acides biliaires
- Diminution de la sensibilité hépatique à l'insuline
- Augmentation de l'inflammation et du stress oxydatif

Le maintien d'un cycle veille-sommeil normal et l'exposition aux cycles naturels lumière-obscurité peuvent aider à synchroniser le rythme circadien et à améliorer la fonction hépatique chez les personnes atteintes de stéatose hépatique.

3. Stratégies pour améliorer le sommeil et le rythme circadien :

Pour favoriser la qualité du sommeil et maintenir un rythme circadien sain, les personnes atteintes de stéatose hépatique peuvent utiliser les stratégies suivantes :

- Établir un plan de sommeil cohérent, avec une heure de coucher et de réveil régulière, y compris le week-end.

- Créez un environnement propice au sommeil en vous assurant que la chambre est sombre, fraîche et calme.

- Limitez l'exposition aux gadgets émettant de la lumière bleue (par exemple, téléphones portables, tablettes, ordinateurs) à l'approche de l'heure du coucher.

- Participez à des activités apaisantes avant de vous coucher, comme la lecture, des étirements doux ou la méditation.

- Évitez de consommer du café, de l'alcool et des repas copieux à l'approche de l'heure du coucher.

- Pratiquez une activité physique régulière pendant la journée pour favoriser un meilleur sommeil la nuit.

- L'exposition à la lumière naturelle pendant la journée et la minimisation de l'exposition à la lumière la nuit peuvent aider à maintenir un rythme circadien sain.

En mettant l'accent sur la qualité du sommeil et en maintenant un rythme circadien stable, les personnes atteintes de stéatose hépatique peuvent avoir un impact positif sur différents processus métaboliques et inflammatoires, favorisant ainsi la fonction hépatique et potentiellement réduisant l'évolution de la maladie.

Il est essentiel de contacter un professionnel de la santé, tel qu'un spécialiste du sommeil ou un hépatologue, pour élaborer un plan spécifique visant à résoudre les problèmes de sommeil et de rythme circadien, car ils peuvent être influencés par des maladies médicales sous-jacentes ou d'autres variables.

Chapitre cinq

Suppléments et remèdes naturels

Suppléments fondés sur des preuves

En plus des modifications du mode de vie et des changements alimentaires, l'utilisation de certains suppléments peut constituer un élément important d'une stratégie holistique de gestion de la stéatose hépatique. Bien que l'impact des suppléments sur la stéatose hépatique soit un domaine de recherche actuel, de nombreux suppléments se sont révélés prometteurs pour maintenir la santé du foie et peut-être corriger l'accumulation de graisse dans le foie.

1. Vitamine E :

La vitamine E est un antioxydant puissant qui a été largement étudié pour ses avantages potentiels dans le traitement de la stéatose hépatique non alcoolique (NAFLD) et de la stéatohépatite non alcoolique (NASH). Plusieurs études cliniques ont démontré qu'une supplémentation en vitamine E à forte dose (généralement 800 à 1 200 UI par jour) peut augmenter les niveaux d'enzymes hépatiques, réduire la teneur en graisse du foie et même entraîner des changements histologiques chez les personnes atteintes de NASH.

Les processus rapportés par lesquels la vitamine E pourrait être avantageuse incluent sa capacité à réduire le stress oxydatif, l'inflammation et la résistance à l'insuline, qui contribuent tous de manière majeure au développement et à la progression de la stéatose hépatique.

2. Acides gras oméga-3 :

Les acides gras oméga-3, notamment l'acide eicosapentaénoïque (EPA) et l'acide docosahexaénoïque (DHA), ont été largement étudiés pour leur importance possible dans la gestion de la stéatose hépatique. Il a été démontré que ces acides gras essentiels présentent des caractéristiques anti-inflammatoires et peuvent contribuer à améliorer le métabolisme des lipides et la sensibilité à l'insuline.

La recherche clinique a démontré qu'une supplémentation en acides gras oméga-3, provenant d'huile de poisson ou de sources d'algues, peut entraîner une réduction de la teneur en graisse du foie et une amélioration des taux d'enzymes hépatiques chez les personnes atteintes de NAFLD. La posologie suggérée varie normalement de 2 à 4 grammes par jour.

3. Probiotiques et prébiotiques :

L'axe intestin-foie joue un rôle important dans la physiopathologie de la stéatose hépatique, et la manipulation du microbiome intestinal est apparue comme une cible thérapeutique possible. Les suppléments probiotiques, qui comprennent des bactéries vivantes et des levures utiles, et les suppléments prébiotiques, qui offrent les nutriments nécessaires pour permettre la croissance de ces micro-organismes bénéfiques, se sont révélés prometteurs dans le traitement de la stéatose hépatique.

Des études ont révélé que les suppléments de probiotiques et de prébiotiques peuvent contribuer à améliorer la fonction hépatique, à réduire l'inflammation et potentiellement à inverser la formation de graisse dans le foie. Les souches précises et les quantités de probiotiques peuvent varier, et il est conseillé de consulter un professionnel de la santé pour obtenir des recommandations personnalisées.

4. Resvératrol :

Le resvératrol est un polyphénol chimique présent dans plusieurs plantes, notamment les raisins, les baies et les arachides. Ce produit chimique a été exploré pour ses avantages potentiels dans le cadre de la stéatose hépatique en raison de ses effets anti-inflammatoires, antioxydants et régulateurs métaboliques.

Une étude préliminaire a révélé que l'administration de resvératrol pourrait contribuer à réduire la teneur en graisse du foie, à améliorer la sensibilité à l'insuline et à ralentir la progression de la NAFLD et de la NASH. La posologie suggérée varie normalement de 200 à 500 mg par jour.

5. Choline :

La choline est une vitamine importante qui joue un rôle essentiel dans le métabolisme et l'exportation des lipides du foie. Une consommation insuffisante de choline a été associée au développement et à la progression de la NAFLD, car elle pourrait entraîner une accumulation de graisse dans le foie.

Il a été prouvé qu'une supplémentation en choline, sous forme de bitartrate de choline ou de phosphatidylcholine, améliore les niveaux d'enzymes hépatiques et réduit la teneur en graisse du foie chez les personnes atteintes de NAFLD. La posologie suggérée varie normalement de 500 à 1 000 mg par jour.

6. Coenzyme Q10 (CoQ10) :

La coenzyme Q10 est un antioxydant liposoluble nécessaire à la synthèse énergétique dans les cellules hépatiques. Des niveaux réduits de CoQ10 ont été constatés chez les personnes atteintes de NAFLD, et une supplémentation en CoQ10 a été étudiée comme thérapeutique potentielle.

Certaines études ont suggéré que la supplémentation en CoQ10 peut améliorer la fonction hépatique, réduire le stress oxydatif et peut-être inverser la formation de graisse dans le foie. La posologie suggérée varie normalement de 100 à 300 mg par jour.

Il est crucial de souligner que l'utilisation de suppléments dans la gestion de la stéatose hépatique doit être examinée avec un expert en soins de santé, car ils peuvent interagir avec des médicaments ou avoir des effets négatifs potentiels, en particulier chez les personnes souffrant de troubles médicaux sous-jacents.

Thérapies à base de plantes

En plus des suppléments fondés sur des données probantes, divers remèdes à base de plantes ont été examinés pour leurs avantages potentiels dans la gestion de la stéatose hépatique. Bien que la recherche dans ce domaine soit toujours en expansion, plusieurs thérapies à base de plantes ont montré des résultats prometteurs et peuvent être considérées comme faisant partie d'une approche globale de la santé du foie.

1. Silymarine (chardon-Marie) :

La silymarine est l'ingrédient actif isolé de la plante de chardon-Marie (Silybum marianum), et elle a été largement explorée pour ses avantages potentiels dans le contexte des maladies du foie, notamment de la stéatose hépatique.

Il a été rapporté que la silymarine présente des propriétés antioxydantes, anti-inflammatoires et hépatoprotectrices, qui peuvent aider à protéger le foie des effets néfastes du stress oxydatif et de l'inflammation. Plusieurs études ont démontré qu'une supplémentation en silymarine peut aider à améliorer les niveaux d'enzymes hépatiques, à réduire la teneur en graisse du foie et potentiellement à stopper la progression de la NAFLD et de la NASH.

La posologie suggérée pour la silymarine (standardisée pour contenir 70 à 80 % de silymarine) varie normalement de 200 à 400 mg par jour, pris en doses séparées.

2. Curcumine (curcuma) :

La curcumine est le principal produit chimique présent dans le curcuma épice (Curcuma longa), et elle a été intensivement exploitée pour ses applications thérapeutiques possibles dans différents troubles de santé, notamment la stéatose hépatique.

La curcumine offre d'importantes capacités anti-inflammatoires et antioxydantes, qui peuvent aider à améliorer les mécanismes sous-jacents impliqués dans le développement et la progression de la NAFLD et de la NASH. Certaines études ont révélé que l'administration de curcumine peut aider à améliorer les niveaux d'enzymes hépatiques, à réduire la teneur en graisse du foie et même à inverser la fibrose hépatique chez les personnes atteintes de stéatose hépatique.

La posologie suggérée pour les suppléments de curcumine varie généralement de 500 à 1 000 mg par jour, généralement sous la forme d'un extrait standardisé ou d'une formulation de phytosomes pour augmenter l'absorption.

3. Berbérine :

La berbérine est un produit chimique naturel présent dans plusieurs plantes, telles que l'hydraste du Canada (Hydrastis canadensis) et l'épine-vinette (Berberis vulgaris). Il a attiré l'attention pour ses avantages potentiels dans la gestion des maladies métaboliques, en particulier la stéatose hépatique.

Il a été rapporté que la berbérine contient des propriétés sensibilisantes à l'insuline, anti-inflammatoires et hypolipidémiantes, qui sont toutes pertinentes dans le cadre de la stéatose hépatique. Plusieurs études ont démontré que l'administration de berbérine peut aider à améliorer les niveaux d'enzymes hépatiques, à réduire la teneur en graisse du foie et potentiellement à inverser l'évolution de la NAFLD.

La posologie suggérée pour les suppléments de berbérine varie normalement de 500 à 1 500 mg par jour, souvent divisée en plusieurs doses.

4. Extrait de thé vert :

Le thé vert est riche en polyphénols, en particulier en gallate d'épigallocatéchine (EGCG), qui ont été étudiés pour leurs bienfaits potentiels dans la gestion de la stéatose hépatique.

Les caractéristiques antioxydantes et anti-inflammatoires des extraits de thé vert peuvent aider à protéger le foie du stress oxydatif et de l'inflammation, qui contribuent de manière significative au développement et à la progression de la NAFLD et de la NASH. Certaines études ont révélé que l'administration de thé vert peut aider à augmenter les niveaux d'enzymes hépatiques et à réduire la teneur en graisse du foie chez les personnes atteintes de stéatose hépatique.

La posologie suggérée pour les suppléments d'extraits de thé vert varie normalement de 400 à 800 mg par jour, standardisée pour contenir 50 à 80 % de polyphénols.

Il est essentiel de parler avec un professionnel de la santé avant d'ajouter des remèdes à base de plantes au traitement de la stéatose hépatique, car ils peuvent interagir avec des produits pharmaceutiques ou avoir des effets potentiellement négatifs, en particulier chez les personnes ayant des problèmes médicaux sous-jacents.

Approches intégratives

L'adoption d'une approche intégrative de la prise en charge de la stéatose hépatique pourrait impliquer le mélange stratégique de suppléments fondés sur des données probantes, de thérapies à base de plantes et d'autres modalités complémentaires, aux côtés de traitements médicaux traditionnels et de modifications du mode de vie. Cette approche holistique s'efforce de répondre à la nature multidimensionnelle de la stéatose hépatique et de fournir une solution globale aux personnes cherchant à améliorer la santé de leur foie.

1. Thérapies complémentaires combinées :
Plutôt que de dépendre d'un seul supplément, une stratégie intégrée peut intégrer l'utilisation de supplémentations thérapeutiques combinées ciblant plusieurs éléments de la stéatose hépatique.

Par exemple, une combinaison de suppléments tels que la vitamine E, les acides gras oméga-3 et les probiotiques peut être étudiée. L'argument derrière cette stratégie est que les effets synergiques de divers suppléments peuvent potentiellement apporter un soutien plus complet à la santé du foie, en ciblant les mécanismes sous-jacents de l'inflammation, du stress oxydatif et du dysfonctionnement de l'axe intestin-foie.

Lors de l'utilisation d'une thérapie combinée par suppléments, il est essentiel de vérifier auprès d'un professionnel de la santé pour garantir la sécurité, l'efficacité et les dosages optimaux des suppléments sélectionnés.

2. Synergies à base de plantes :
De même, une stratégie intégrative peut impliquer la combinaison de diverses plantes médicinales pour tirer parti de leurs effets synergiques potentiels.

Par exemple, une combinaison de silymarine (chardon-marie), de curcumine (curcuma) et de berbérine peut être étudiée. Les caractéristiques anti-inflammatoires, antioxydantes et de régulation métabolique de ces herbes peuvent fonctionner en harmonie pour apporter un soutien complet à la fonction hépatique et potentiellement inverser l'accumulation de graisse dans le foie.

Comme pour toutes les combinaisons de suppléments, l'utilisation de synergies à base de plantes doit être explorée avec un expert en soins de santé, en particulier dans le contexte d'interactions potentielles avec des médicaments ou des conditions médicales sous-jacentes.

3. Thérapies corps-esprit :
Une approche intégrative du traitement de la stéatose hépatique peut également intégrer des thérapies corps-esprit, telles que la méditation, le yoga et le tai-chi, en plus de l'utilisation de vitamines et de plantes médicinales.

Ces activités corps-esprit peuvent aider à aborder les aspects émotionnels et psychologiques de la vie avec une maladie chronique comme la stéatose hépatique. En réduisant le stress, en améliorant la qualité du sommeil et en améliorant le bien-être général, les thérapies corps-esprit peuvent compléter les aspects physiques des soins de santé du foie.

4. Protocoles interactifs personnalisés :
Il est essentiel de développer une approche intégrative personnalisée pour la gestion de la stéatose hépatique, car les différences individuelles en matière de génétique, de mode de vie et de problèmes de santé sous-jacents peuvent influencer la combinaison appropriée d'interventions.

Un spécialiste de la santé, tel qu'un praticien de médecine intégrée ou un hépatologue, peut travailler avec la personne pour évaluer ses besoins particuliers, ses antécédents médicaux et ses préférences, puis élaborer un plan d'intégration sur mesure pouvant impliquer une combinaison des éléments suivants :
- Suppléments fondés sur des preuves

- Remèdes à base de plantes
- Pratiques corps-esprit
- Modifications alimentaires
- Interventions sur le mode de vie
- Actes médicaux conventionnels

Une surveillance régulière et des ajustements du protocole intégratif peuvent être nécessaires pour garantir l'approche la plus efficace et la plus individualisée pour gérer la stéatose hépatique.

En adoptant une approche intégrative qui combine les avantages des suppléments, des thérapies à base de plantes et des pratiques corps-esprit avec un traitement médical conventionnel et des modifications du mode de vie, les personnes atteintes de stéatose hépatique peuvent potentiellement obtenir de meilleurs résultats et améliorer la santé globale de leur foie.

Chapitre six

Inverser la stéatose hépatique via la perte de poids

Le régime cétogène pour le foie gras

Le régime cétogène, un régime alimentaire riche en graisses et faible en glucides, est apparu comme un traitement viable pour corriger la stéatose hépatique, en particulier la stéatose hépatique non alcoolique (NAFLD). En établissant un état de cétose, le régime cétogène peut lutter efficacement contre les anomalies métaboliques sous-jacentes liées à l'accumulation de graisse dans le foie.

1. Principes du régime cétogène :

Le régime cétogène se caractérise par une répartition des macronutriments nettement différente d'un régime occidental conventionnel. Au lieu du ratio traditionnel riche en glucides, modéré en protéines et faible en gras, le régime cétogène implique :

- Faible consommation de glucides (généralement 20 à 50 grammes par jour ou 5 à 10 % des calories quotidiennes totales)

- Consommation modérée de protéines (généralement 0,6 à 1,0 grammes par kilogramme de poids corporel)

- Consommation élevée de graisses (généralement 60 à 80 % du total des calories quotidiennes)

Cet arrangement de macronutriments convertit la principale source de carburant du corps, le glucose, en corps cétoniques, un processus connu sous le nom de cétose. La cétose peut avoir diverses implications favorables sur la santé du foie et la gestion de la stéatose hépatique.

2. Mécanismes d'action :

Le régime cétogène peut aider à traiter la stéatose hépatique grâce aux mécanismes suivants :

- Lipogenèse de novo réduite (le processus de transformation des glucides en acides gras)
- Amélioration de la sensibilité à l'insuline et diminution de la résistance à l'insuline
- Amélioration de l'oxydation des acides gras et diminution de l'accumulation de graisse hépatique
- Réduction de l'inflammation et du stress oxydatif
- Modulation du microbiome intestinal et amélioration de la fonction de l'axe intestin-foie

3. Preuves cliniques :

Plusieurs recherches ont exploré les effets du régime cétogène sur la stéatose hépatique, et les résultats ont été prometteurs. Une revue systématique et une méta-analyse d'essais portant sur des personnes atteintes de NAFLD ont indiqué que le régime cétogène était plus efficace qu'un régime hypocalorique régulier pour réduire la teneur en graisse du foie, augmenter les taux d'enzymes hépatiques et améliorer la sensibilité à l'insuline.

De plus, des recherches ont montré que le régime cétogène peut entraîner une perte de poids significative, ce qui constitue un aspect essentiel dans la gestion et l'inversion de la stéatose hépatique. La perte de poids obtenue grâce au régime cétogène peut aider à réduire la charge globale sur le foie et à améliorer de nombreux marqueurs métaboliques liés à la NAFLD.

4. Considérations pratiques :

Lors de l'établissement d'un régime cétogène pour le traitement de la stéatose hépatique, il est essentiel de prendre en compte les éléments suivants :

- Surveillance et ajustements : Une surveillance régulière des niveaux d'enzymes hépatiques, des profils lipidiques et d'autres biomarqueurs pertinents est nécessaire pour garantir la sécurité et l'efficacité du régime cétogène. Le régime alimentaire devra peut-être être modifié au fil du temps en fonction des réactions individuelles et des changements dans la santé du foie.

- Adéquation des nutriments : Assurer un apport suffisant en nutriments essentiels, tels que les vitamines, les minéraux et les fibres, est essentiel lorsque l'on suit un régime cétogène. Cela peut nécessiter l'utilisation de suppléments ou l'ajout de régimes riches en nutriments et pauvres en glucides.

- Effets indésirables potentiels : Certaines personnes peuvent ressentir des effets indésirables, tels que de la fatigue, des maux de tête ou des malaises gastro-intestinaux, lors du passage à un régime cétogène. Ces difficultés doivent être résolues et des modifications du régime alimentaire peuvent être nécessaires.

- Durabilité à long terme : Le régime cétogène peut être difficile à maintenir à long terme, et une transition vers un régime alimentaire plus équilibré de type méditerranéen peut être nécessaire pour assurer la durabilité des modifications alimentaires et le maintien des gains de santé hépatique.

Il est essentiel de collaborer étroitement avec un professionnel de la santé, tel qu'un diététiste certifié ou un hépatologue, lors de la mise en œuvre d'un régime cétogène pour la gestion de la stéatose hépatique. Ils peuvent fournir des orientations personnalisées, suivre les progrès et garantir la sécurité et l'efficacité de l'intervention nutritionnelle.

Protocoles de jeûne intermittent

Le jeûne intermittent, une méthode diététique qui consiste à alterner entre des périodes de jeûne et de repas, a attiré une grande attention pour ses avantages possibles dans la gestion et l'inversion de la stéatose hépatique. Cette méthode peut être en synergie avec d'autres stratégies de style de vie pour favoriser la perte de poids, améliorer les paramètres métaboliques et maintenir la santé globale du foie.

1. Principes du jeûne intermittent:

Le jeûne intermittent consiste à restreindre la fenêtre de temps pendant laquelle un individu consomme de la nourriture, souvent en alternant entre des périodes de jeûne prolongé et des périodes de repas plus courtes. Certaines méthodes typiques de jeûne intermittent comprennent :

- Alimentation limitée dans le temps : limitation de la fenêtre d'alimentation quotidienne à 8 à 12 heures, les 12 à 16 heures restantes étant consacrées au jeûne.

- Jeûne sur deux jours : alternance entre une journée de repas normale et une journée de jeûne, où un minimum de calories est consommée.

- Jeûne 5:2 : Consommer un repas typique pendant 5 jours chaque semaine et limiter l'apport calorique à 500-600 calories pour les 2 jours restants.

2. Mécanismes d'action:

Le jeûne intermittent peut avoir un impact favorable sur la stéatose hépatique à travers de nombreux mécanismes :

- Amélioration de la sensibilité à l'insuline : périodes de jeûne peut améliorer la sensibilité à l'insuline, essentielle pour réduire l'accumulation de graisse dans le foie.

- Réduction du stress oxydatif et de l'inflammation : il a été démontré que le jeûne active les voies cellulaires qui peuvent améliorer le stress oxydatif et l'inflammation, qui contribuent tous deux à l'avancement de la stéatose hépatique.

- Oxydation améliorée des acides gras : pendant le jeûne, le corps utilise les graisses stockées comme principale source de carburant, ce qui entraîne une augmentation de l'oxydation des acides gras et une réduction du stockage des graisses dans le foie.

- Modulation du microbiote intestinal : Le jeûne intermittent peut altérer positivement le microbiote intestinal, ce qui a des implications sur l'axe intestin-foie et la fonction hépatique globale.

3. Preuves cliniques:

Plusieurs recherches ont exploré les effets du jeûne intermittent sur la stéatose hépatique, et les résultats ont été favorables. Une revue systématique et une méta-analyse d'essais portant sur des personnes atteintes de NAFLD ont indiqué que le jeûne intermittent contribuerait à réduire la teneur en graisse du foie, à augmenter les taux d'enzymes hépatiques et à améliorer la sensibilité à l'insuline.

De plus, des recherches ont montré que le jeûne intermittent peut entraîner une perte de poids significative, ce qui constitue un aspect essentiel dans la gestion et l'inversion de la stéatose hépatique. La perte de poids obtenue grâce au jeûne intermittent peut aider à réduire la charge globale sur le foie et à améliorer de nombreux marqueurs métaboliques liés à la NAFLD.

4. Considérations pratiques:

Lors de l'établissement d'un programme de jeûne intermittent pour le traitement de la stéatose hépatique, il est crucial de prendre en compte les éléments suivants :

- Individualisation : le programme spécifique de jeûne intermittent doit être adapté aux préférences, aux antécédents médicaux et aux objectifs de santé globaux de l'individu. Tous les protocoles ne conviennent pas à tout le monde.

- Surveillance et ajustements : Une surveillance régulière des niveaux d'enzymes hépatiques, des profils lipidiques et d'autres biomarqueurs pertinents est nécessaire pour assurer la sécurité et l'efficacité du programme de jeûne intermittent. La procédure devra peut-être être modifiée au fil du temps en fonction des réponses individuelles et des changements dans la santé du foie.

- Adéquation des nutriments : Assurer un apport approprié en nutriments pendant les périodes de repas est essentiel pour prévenir les carences nutritionnelles et améliorer la santé globale.

- Effets indésirables potentiels : Certaines personnes peuvent ressentir des effets indésirables, tels que lassitude, maux de tête ou inconfort gastro-intestinal, pendant les périodes de jeûne. Ces préoccupations devraient être prises en compte et des révisions du protocole pourraient être nécessaires.

- Durabilité à long terme : maintenir un programme de jeûne intermittent soutenu à long terme peut être difficile. L'adoption d'un régime alimentaire plus équilibré, de type méditerranéen, peut s'avérer importante pour garantir le maintien des gains en matière de santé hépatique.

Il est essentiel de collaborer étroitement avec un expert en soins de santé, tel qu'un diététiste certifié ou un hépatologue, lors de la mise en œuvre d'un programme de jeûne intermittent pour la prise en charge de la stéatose hépatique. Ils peuvent fournir des orientations personnalisées, suivre les progrès et garantir la sécurité et l'efficacité de l'intervention nutritionnelle.

Changements de mode de vie durables

Bien que la perte de poids grâce au régime cétogène ou au jeûne intermittent puisse être bénéfique pour corriger la stéatose hépatique, il est nécessaire d'apporter des modifications durables à votre mode de vie pour maintenir les gains en matière de santé hépatique à long terme. La mise en œuvre d'une approche holistique intégrant des ajustements alimentaires, une activité physique fréquente et d'autres habitudes saines peut aider les personnes atteintes de stéatose hépatique à atteindre et à maintenir les objectifs souhaités.

1. Modifications alimentaires:
Adopter une alimentation équilibrée et riche en nutriments est essentiel pour la gestion à long terme de la stéatose hépatique. Même si le régime

cétogène ou le jeûne intermittent peuvent s'avérer efficaces à court terme, le passage à une approche alimentaire plus durable, telle qu'un régime de type méditerranéen, peut contribuer à garantir la préservation des acquis en matière de santé du foie.

Les facteurs clés d'une approche alimentaire durable pour la stéatose hépatique comprennent :
- Accent sur les aliments entiers et moins transformés
- Incorporation de sources de protéines maigres, comme le poisson, la volaille et les lentilles
- Inclusion de glucides complexes riches en fibres, tels que les grains entiers, les fruits et les légumes
- Mettre l'accent sur les graisses saines, comme celles que l'on trouve dans les noix, les graines et les avocats
- Réduction des sucres ajoutés, des glucides transformés et des graisses nocives

Le maintien d'une alimentation équilibrée et riche en nutriments peut aider à maintenir la santé métabolique globale, à réduire l'inflammation et à favoriser l'inversion à long terme de la stéatose hépatique.

2. Activité physique régulière:

L'activité physique régulière est un élément essentiel d'une approche de mode de vie durable pour contrôler la stéatose hépatique. Il a été constaté que l'exercice offre plusieurs avantages, notamment :

- Réduction de la teneur en graisse du foie
- Amélioration de la sensibilité à l'insuline
- Amélioration de la santé cardiovasculaire
- Promotion du bien-être métabolique global

Visez une combinaison d'exercices aérobiques (par exemple, marche rapide, jogging, vélo) et d'entraînement en résistance (par exemple, musculation, exercices avec poids corporel) pendant au moins 150 à 300 minutes d'activité physique d'intensité modérée par semaine.

Il est essentiel d'augmenter progressivement la durée et l'intensité de l'activité physique, en tenant compte du niveau de forme physique de chacun et de tout problème de santé sous-jacent. Consulter un expert en soins de santé ou un consultant en conditionnement physique peut vous aider à concevoir un plan d'entraînement personnalisé.

3. Gestion du stress:

Le stress chronique peut contribuer au développement et à la progression de la stéatose hépatique en augmentant l'inflammation, la résistance à l'insuline et les anomalies métaboliques. Il est essentiel d'intégrer de bonnes pratiques de gestion du stress dans une approche de mode de vie durable.

Les stratégies de gestion du stress peuvent inclure :
- Méthodes de pleine conscience, telles que la méditation, le yoga ou les exercices de respiration profonde

- S'engager dans des activités de relaxation, comme lire, tenir un journal ou écouter de la musique

- Rechercher un soutien social auprès d'amis, de la famille ou de groupes de soutien

- Pratiquer une excellente hygiène du sommeil et assurer un repos approprié

En s'attaquant aux composantes liées au stress de la stéatose hépatique, les individus peuvent améliorer la santé et le bien-être général du foie.

4. Modifications comportementales:

Développer et maintenir des comportements sains est essentiel à la gestion à long terme de la stéatose hépatique. Cela peut inclure :

- Établir une routine de sommeil cohérente et donner la priorité à une excellente hygiène du sommeil

- Limiter la consommation d'alcool et éviter la consommation excessive

- Arrêter de fumer ou s'abstenir de fumer

- Surveiller régulièrement la santé du foie avec des contrôles de routine et des tests de laboratoire

L'intégration de ces améliorations comportementales dans une approche de mode de vie durable peut aider à perpétuer de bons changements et à inverser à long terme la stéatose hépatique.

5. Soutien continu et responsabilité:
Maintenir des changements de style de vie durables peut être difficile, et un soutien et une responsabilité continus peuvent être utiles. Les stratégies peuvent inclure :
- Demander l'aide d'un diététicien, d'un nutritionniste ou d'un professionnel de la santé certifié
- Rejoindre un groupe de soutien ou une communauté de personnes ayant des objectifs de santé similaires

- Utiliser des outils numériques, tels que des trackers de fitness ou des applications pour smartphone, pour mesurer les progrès
- Évaluer et réviser régulièrement le plan de style de vie en fonction des besoins et des commentaires individuels

En mettant en œuvre une approche de mode de vie complète et durable, les personnes atteintes de stéatose hépatique peuvent gérer efficacement leur maladie, obtenir des gains à long terme en matière de santé hépatique et réduire le risque de progression de la maladie.

Chapitre sept

Traitements médicaux conventionnels

Médicaments contre la stéatose hépatique

Alors que les modifications du mode de vie, telles que les changements de régime alimentaire et l'exercice, sont la pierre angulaire du contrôle de la stéatose hépatique, les traitements médicaux conventionnels, y compris les interventions pharmaceutiques, peuvent jouer un rôle supplémentaire dans certaines circonstances. Ces médicaments visent en grande partie à résoudre les anomalies métaboliques sous-jacentes et à minimiser le risque de développement de maladies.

1. Agents sensibilisants à l'insuline:

La résistance à l'insuline est un facteur critique dans le développement et la progression de la stéatose hépatique non alcoolique (NAFLD) et de la stéatohépatite non alcoolique (NASH). Les médicaments qui favorisent la sensibilité à l'insuline peuvent être efficaces pour contrôler la stéatose hépatique.

un. Metformine:

La metformine, un médicament antidiabétique couramment utilisé, a été examinée pour ses avantages potentiels dans le traitement de la NAFLD et de la NASH. Des études ont montré que la metformine peut aider à améliorer les niveaux d'enzymes hépatiques, à réduire la teneur en graisse du foie et potentiellement à stopper la progression de la fibrose chez les personnes atteintes de NAFLD. Cependant, les preuves globales de l'efficacité de la metformine dans la gestion de la NAFLD et de la NASH sont incohérentes et son utilisation est souvent principalement axée sur le traitement de maladies connexes, telles que le diabète de type 2.

b. Thiazolidinediones (TZD):

Les thiazolidinediones, telles que la pioglitazone et la rosiglitazone, sont une autre classe de médicaments sensibilisant à l'insuline qui ont été examinés dans le cadre de la stéatose hépatique. Ces médicaments ont montré leur capacité à améliorer l'histologie hépatique, à réduire la teneur en graisse du foie et peut-être à inverser l'évolution de la NASH chez certains patients. Cependant, l'utilisation des TZD peut être limitée par des effets secondaires potentiels, tels que la prise de poids et le risque de rétention d'eau.

2. Agents hypolipidémiants:

La dyslipidémie, définie par une augmentation des taux de triglycérides et de cholestérol à lipoprotéines de basse densité (LDL), est généralement liée à une stéatose hépatique. Les médicaments ciblant le métabolisme lipidique peuvent être envisagés dans la prise en charge de la NAFLD et de la NASH.

un. Statines:

Les statines, un type de médicament utilisé pour diminuer le taux de cholestérol, ont été étudiées pour leurs avantages potentiels dans la stéatose hépatique. Certaines études ont montré que le traitement aux statines pouvait augmenter les taux d'enzymes hépatiques et peut-être stopper l'évolution de la NAFLD et de la NASH. Cependant, les données continuent de croître et les professionnels de la santé devraient évaluer soigneusement les avantages possibles par rapport aux risques, en particulier chez les personnes souffrant d'une maladie hépatique grave.

b. Fibrates:

Les fibrates, tels que le fénofibrate et le gemfibrozil, sont une autre classe de médicaments hypolipidémiants qui ont été examinés pour leur fonction dans le contrôle de la stéatose hépatique.

Les fibrates ciblent principalement la diminution des taux de triglycérides et ont montré des résultats prometteurs en améliorant les taux d'enzymes hépatiques et en réduisant la teneur en graisse hépatique chez les personnes atteintes de NAFLD.

3.   Agents anti-inflammatoires et antioxydants:

L'inflammation et le stress oxydatif contribuent de manière significative au développement et à la progression de la NASH. Les médicaments ayant des caractéristiques anti-inflammatoires et antioxydantes ont été examinés comme possibilités de traitement potentielles.

un. Vitamine E:

La vitamine E à forte dose (800 à 1 200 UI par jour) a été testée et approuvée par la Food and Drug Administration (FDA) des États-Unis pour le traitement de la NASH chez les personnes non diabétiques. La recherche clinique a révélé que l'administration de vitamine E peut améliorer l'histologie hépatique et réduire la gravité de la NASH chez cette population de patients.

b. Acide ursodésoxycholique (UDCA) :

L'acide ursodésoxycholique, un acide biliaire naturel, a été exploré pour ses avantages potentiels dans la NAFLD et la NASH. Bien que les données soient incohérentes, plusieurs études ont montré que l'UDCA pouvait contribuer à améliorer les taux d'enzymes hépatiques et peut-être à réduire la progression de la fibrose chez les personnes atteintes de NASH.

4. Thérapies combinées:

Dans certaines circonstances, une combinaison de médicaments ciblant des composants distincts de la stéatose hépatique peut être plus bénéfique qu'une approche à agent unique. Les professionnels de la santé peuvent étudier l'utilisation de médicaments combinés, en particulier chez les personnes présentant des cas plus avancés ou plus graves de NAFLD et de NASH.

Il est essentiel de souligner que l'utilisation de médicaments pour la prise en charge de la stéatose hépatique doit se faire sous la supervision directe d'un professionnel de la santé, tel qu'un hépatologue ou un gastro-entérologue. Le choix et la dose de ces médicaments doivent être adaptés aux besoins personnels de l'individu, à ses antécédents médicaux et à la gravité de sa maladie du foie. Une surveillance régulière de la fonction hépatique, des marqueurs métaboliques et des effets indésirables potentiels est nécessaire lors de l'application de traitements médicaux conventionnels contre la stéatose hépatique.

Transplantation du foie

Dans les cas où la stéatose hépatique a progressé jusqu'à des stades extrêmes, tels qu'une maladie hépatique terminale ou un carcinome hépatocellulaire, la transplantation hépatique peut être considérée comme une option thérapeutique de dernier recours. La transplantation hépatique est une intervention chirurgicale difficile et intrusive qui consiste à remplacer un foie défaillant ou endommagé par un foie sain provenant d'un donneur.

1. Indications de la transplantation hépatique:

La transplantation hépatique est normalement réservée aux personnes atteintes d'une maladie hépatique avancée et décompensée, notamment :

- Cirrhose par stéatohépatite non alcoolique (NASH)

- Carcinome hépatocellulaire (CHC) survenant dans le cadre d'une cirrhose liée à la NASH

- Dysfonctionnement hépatique aiguë ou chronique lié à la NASH

Le choix de poursuivre la transplantation hépatique repose sur une évaluation détaillée de l'état de santé général du patient, de la gravité de sa maladie hépatique et du potentiel de réussite de la transplantation.

2. Évaluation et inscription pour la transplantation:

Les patients atteints d'une stéatose hépatique avancée sont souvent examinés par une équipe de transplantation multidisciplinaire, qui peut comprendre des hépatologues, des chirurgiens transplanteurs et d'autres spécialistes. La procédure d'évaluation implique :

- Antécédents médicaux complets et examen physique

- Tests de laboratoire pour déterminer la fonction hépatique, la fonction rénale et l'état de santé général

- Des examens d'imagerie pour évaluer l'étendue de la maladie du foie et exclure les contre-indications

- Examen psychosocial pour déterminer la capacité du patient à adhérer aux soins post-greffe

- Détermination du score MELD (Model for End-Stage Liver Disease), qui permet de prioriser les patients sur la liste d'attente de transplantation

Une fois l'évaluation terminée et le patient déclaré candidat approprié à la transplantation, il est inscrit sur la liste d'attente nationale pour la transplantation d'organes.

3. Procédure de transplantation et soins postopératoires:

La chirurgie de transplantation hépatique comprend généralement l'ablation du foie endommagé et l'implantation d'un foie de donneur. Cette technique chirurgicale complexe est réalisée par une équipe de chirurgiens experts en transplantation.

Après la greffe, les patients ont besoin d'un traitement immunosuppresseur à vie pour éviter le rejet du nouveau foie. Des soins postopératoires intensifs, comprenant une surveillance constante du foie transplanté, la gestion de tout problème et la rééducation, sont essentiels au succès de la greffe.

4. Résultats et taux de survie:

La transplantation hépatique pour une maladie hépatique liée à la NASH a donné des résultats généralement favorables, avec des taux de survie à 1 an d'environ 90 % et des taux de survie à 5 ans d'environ 80 %. Cependant, il est essentiel de garder à l'esprit que les résultats peuvent être influencés par plusieurs facteurs,incluant le la gravité de la maladie hépatique sous-jacente, l'existence de comorbidités et l'état de santé général du patient.

L'une des plus grandes préoccupations liées à la transplantation hépatique pour une maladie hépatique liée à la NASH est le risque de récidive de la maladie dans le foie transplanté. Des études ont révélé que la NASH peut réapparaître dans le foie greffé, soulignant l'importance des ajustements continus du mode de vie et de la gestion des maladies métaboliques associées, telles que l'obésité et le diabète, au cours de la période post-greffe.

La transplantation hépatique est une procédure complexe et gourmande en ressources, et elle n'est normalement envisagée que pour les personnes atteintes d'une maladie hépatique avancée et décompensée due à la NASH, lorsque toutes les autres options thérapeutiques ont été épuisées. La sélection des patients, le traitement périopératoire et le suivi à long terme sont essentiels pour optimiser les résultats de la transplantation hépatique dans le contexte de la stéatose hépatique.

Thérapies pharmaceutiques émergentes

Bien que les traitements médicaux standards, tels que les médicaments sensibilisant à l'insuline et les produits pharmaceutiques anti-inflammatoires, aient démontré certains avantages dans la gestion de la stéatose hépatique, le besoin d'une thérapie plus efficace et plus ciblée persiste. Des recherches en cours visent le développement de thérapies pharmaceutiques innovantes pour traiter la physiopathologie sous-jacente de la stéatose hépatique non alcoolique (NAFLD) et de la stéatohépatite non alcoolique (NASH).

1. Agonistes du récepteur farnésoïde X (FXR):

Le récepteur farnésoïde X (FXR) est un récepteur nucléaire qui joue un rôle essentiel dans le contrôle du métabolisme des acides biliaires, des lipides et du glucose. Le ciblage de FXR est apparu comme une technique viable dans la gestion de la NAFLD et de la NASH.

un. L'acide obéticholique (OCA) :

Obéticholique L'acide est un agoniste puissant du FXR qui a été largement exploré pour ses avantages potentiels dans la NASH. Des investigations cliniques ont indiqué que l'OCA peut améliorer l'histologie hépatique, réduire la teneur en graisse du foie et stopper la progression de la fibrose chez les personnes atteintes de NASH. L'OCA a obtenu rapidement l'approbation de la Food and Drug Administration (FDA) des États-Unis pour le traitement de la NASH avec fibrose hépatique.

b. Cilofexor et Firsocostat :

Cilofexor et firsocostat sont d'autres agonistes de FXR qui sont actuellement en développement clinique pour le traitement de la NAFLD et de la NASH. Ces médicaments ont montré des résultats encourageants en réduisant les niveaux d'enzymes hépatiques, en réduisant la graisse hépatique et peut-être en inversant la fibrose lors d'essais à un stade précoce.

2. Agonistes des récepteurs du Glucagon-Like Peptide-1 (GLP-1):

Les agonistes des récepteurs du Glucagon-like peptide-1 (GLP-1) constituent une famille de médicaments principalement utilisés pour la prise en charge du diabète de type 2. Ces médicaments ont également montré des avantages potentiels dans le contexte de la NAFLD et de la NASH.

un. Liraglutide et séma glutide:

Le liraglutide et le séma glutide sont des agonistes des récepteurs GLP-1 qui ont été étudiés pour leurs effets sur la NAFLD et la NASH. Des essais cliniques ont montré que ces médicaments peuvent augmenter les taux d'enzymes hépatiques, réduire la teneur en graisse du foie et potentiellement stopper la progression de la fibrose chez les personnes atteintes de NASH.

b. Tirzépatide:

Le tériparatide est un double agoniste des récepteurs du GLP-1 et du polypeptide insulinotrope (GIP) dépendant du glucose qui est actuellement en développement clinique pour le traitement de la NAFLD et de la NASH. Les premiers résultats ont démontré des bénéfices encourageants en matière de réduction de la graisse hépatique et d'amélioration des marqueurs métaboliques.

3. Inhibiteurs de l'acétyl-CoA carboxylase (ACC):

L'acétyl-CoA carboxylase (ACC) est une enzyme impliquée dans la régulation de la lipogenèse, le processus de transformation des glucides en acides gras. L'inhibition de l'ACC est devenue une méthode thérapeutique viable pour la NAFLD et la NASH.

un. Firsocostat avec Lonafarnib:

Le firsocostat et le lonafarnib sont des inhibiteurs de l'ACC qui ont montré leur capacité à réduire la teneur en graisse du foie et à améliorer les valeurs des enzymes hépatiques chez les personnes atteintes de NAFLD et de NASH. Ces agents font actuellement l'objet d'essais cliniques avancés.

4. Inhibiteurs de la kinase 1 régulatrice du signal de l'apoptose (ASK1):

La kinase 1 régulatrice du signal de l'apoptose (ASK1) est une protéine impliquée dans la régulation des réponses cellulaires au stress, notamment l'inflammation et l'apoptose (mort cellulaire programmée). L'inhibition d'ASK 1 est devenue une cible thérapeutique possible pour la NASH.

un. Selonsertib:

Selonsertib est un inhibiteur d'ASK 1 qui a été exploré pour son impact sur la NASH. Alors que les premiers essais cliniques ont montré des résultats encourageants, une récente recherche de phase 3 n'a pas atteint son objectif principal et le développement desonsertib pour la NASH a été arrêté.

Ces thérapies pharmaceutiques en développement, abordant de nombreuses voies impliquées dans la pathogenèse de la NAFLD et de la NASH, représentent une avancée substantielle dans le domaine de la gestion de la stéatose hépatique. À mesure que la recherche se poursuit, on s'attend à ce que d'autres agents thérapeutiques innovants soient découverts et évalués dans le cadre d'essais cliniques, offrant potentiellement de nouvelles alternatives aux patients atteints de formes plus avancées ou réfractaires au traitement de stéatose hépatique.

Il est essentiel de souligner que le développement et l'approbation de ces nouveaux médicaments se poursuivent et que leurs profils d'innocuité et d'efficacité à long terme sont encore en cours d'établissement. Les patients atteints d'une stéatose hépatique devraient explorer l'utilisation potentielle de ces nouveaux médicaments avec leurs professionnels de la santé, qui pourront leur fournir des conseils sur les dernières avancées et les techniques de traitement appropriées.

Chapitre huit

Surveillance et suivi des progrès

Pour contrôler efficacement la stéatose hépatique, il faut surveiller constamment la maladie et documenter les progrès au fil du temps. Ce chapitre abordera les principales méthodologies et stratégies utilisées pour surveiller la fonction hépatique, détecter les changements et personnaliser l'approche pour des patients spécifiques.

Tests de la fonction hépatique

Les tests de la fonction hépatique (LFT) sont un outil important dans le traitement de la stéatose hépatique. Ces analyses de sang donnent un aperçu de la santé et du fonctionnement du foie, permettant aux experts de la santé d'évaluer la gravité du problème et de suivre son évolution ou son amélioration.

Les principaux LFT utilisés dans la gestion de la stéatose hépatique comprennent:

1. Alanine Aminotransférase (ALT) et Aspartate Aminotransférase (AST) : Ces enzymes sont libérées dans la circulation sanguine lorsque le foie est blessé ou enflammé. Des niveaux élevés d'ALT et d'AST peuvent être un signe précoce d'une stéatose hépatique.

2. Phosphatase alcaline (ALP) et gamma-glutamyl transférase (GGT) : Des niveaux élevés de ces enzymes peuvent signaler une obstruction des voies biliaires ou des lésions cholestatiques du foie, qui peuvent être associées à certains types de stéatose hépatique.

3. Bilirubine: La mesure des taux de bilirubine totale et directe peut aider à diagnostiquer un dysfonctionnement hépatique et des complications potentielles, telles que la cirrhose ou des difficultés des voies biliaires.

4. Albumine et temps de prothrombine (PT) : Ces tests évaluent respectivement la capacité du foie à fabriquer des protéines critiques et des facteurs de coagulation qui peuvent être altérés en cas de maladie hépatique avancée.

Les professionnels de la santé surveillent souvent ces LFT de temps en temps, par exemple tous les 3 à 6 mois, pour suivre la santé hépatique du patient au fil du temps. Des changements significatifs ou persistants dans les résultats du LFT peuvent justifier une étude plus approfondie, des ajustements du traitement ou une orientation vers un spécialiste.

Il est essentiel de se rappeler que les LFT à eux seuls ne peuvent pas fournir une image complète de la fonction hépatique, car ils peuvent être modifiés par différents facteurs, notamment des troubles médicaux sous-jacents, des médicaments et des facteurs liés au mode de vie. Les prestataires de soins de santé utilisent souvent les LFT en conjonction avec d'autres méthodes de diagnostic pour fournir une évaluation complète.

Techniques d'imagerie

Outre les analyses de sang, les modalités d'imagerie jouent un rôle clé dans la surveillance et l'évaluation de la stéatose hépatique. Ces technologies permettent aux professionnels de la santé de visualiser le foie et de détecter les changements dans sa forme et son contenu.

1. Échographie: L'échographie abdominale est fréquemment la modalité d'imagerie de première intention utilisée pour diagnostiquer et surveiller la stéatose hépatique. Il peut détecter la présence d'une accumulation de graisse dans le foie, appelée stéatose, et offrir une estimation du degré d'infiltration des graisses.

2. Tomodensitométrie (CT): Les tomodensitogrammes peuvent également être utilisés pour examiner les niveaux de graisse dans le foie et identifier d'autres anomalies hépatiques, telles que la fibrose ou la cirrhose. Les tomodensitogrammes sont particulièrement utiles pour les personnes obèses ou ayant un indice de masse corporelle élevé, car ils peuvent fournir des informations plus précises que l'échographie chez ces personnes.

3. Imagerie par résonance magnétique (IRM) et élastographie par résonance magnétique (MRE) : Les approches basées sur l'IRM, telles que la fraction grasse à densité protonique (PDFF) et le MRE, se sont développées en tant quinstruments extrêmement précis et non invasifs pour estimer la teneur en graisse du foie et détecter la fibrose hépatique, respectivement. Ces modalités d'imagerie sophistiquées sont de plus en plus utilisées dans des contextes de pratique clinique et de recherche.

4. Élastographie transitoire (FibroScan) : FibroScan est une technologie unique basée sur les ultrasons qui évalue la rigidité du foie, qui peut servir de marqueur de substitution pour la fibrose hépatique. Il fournit une technique non invasive pour évaluer l'avancement ou l'inversion de la fibrose hépatique chez les personnes atteintes de stéatose hépatique.

Le choix de la modalité d'imagerie dépend de critères tels que la disponibilité, le coût, les caractéristiques du patient et le sujet clinique exact abordé. Les praticiens de la santé combinent généralement une combinaison de modalités d'imagerie et de LFT pour obtenir une évaluation complète de la santé hépatique du patient et suivre les changements au fil du temps.

Suivi personnalisé des biomarqueurs

En plus des LFT et des techniques d'imagerie traditionnelles, le domaine des soins liés à la stéatose hépatique adopte de plus en plus l'utilisation de biomarqueurs individualisés. Ces tests spécialisés peuvent fournir des informations plus approfondies sur la santé hépatique d'un individu et aider à orienter des options de traitement spécifiques.

1. **Biomarqueurs lipidiques**: La mesure des niveaux de lipides, tels que les triglycérides, le cholestérol et les sous-fractions lipoprotéiques, peut

offrir des informations précieuses sur le profil métabolique et le risque cardiovasculaire associé à la stéatose hépatique.

2. Biomarqueurs inflammatoires: Les marqueurs de l'inflammation, tels que la protéine C-réactive de haute sensibilité (hs-CRP), l'interleukine-6 (IL-6) et le facteur de nécrose tumorale alpha (TNF-α), peuvent aider à évaluer le degré d'inflammation du foie et guider les thérapies anti-inflammatoires.

3. Biomarqueurs de résistance à l'insuline: L'évaluation de paramètres tels que l'insuline à jeun, la glycémie et l'évaluation par modèle homéostatique de la résistance à l'insuline (HOMA-IR) peut aider à identifier et à surveiller la résistance à l'insuline, une cause importante de stéatose hépatique.

4. Biomarqueurs de la fibrose hépatique: Des biomarqueurs non invasifs, tels que le test ELF

(Enhanced Liver Fibrosis), le FibroMeter et le FibroTest, peuvent déterminer le degré de fibrose hépatique sans avoir besoin d'une biopsie hépatique.

5. Analyse du microbiome intestinal: L'évaluation de la composition et de la diversité du microbiome intestinal peut fournir des informations sur l'axe intestin-foie et conduire à des interventions ciblées pour promouvoir la santé intestinale.

6. Marqueurs génétiques et épigénétiques: Des recherches émergentes révèlent que des facteurs génétiques et épigénétiques peuvent influencer la vulnérabilité d'un individu à la stéatose hépatique et sa réactivité à diverses thérapies. Les tests génétiques personnalisés et l'analyse épigénomique peuvent aider à développer des options de gestion spécifiques.

En incluant ces biomarqueurs individualisés dans le processus de surveillance et de suivi, les prestataires de soins de santé peuvent obtenir un meilleur aperçu de la santé hépatique d'un individu, identifier les facteurs uniques de la maladie et ajuster la stratégie de gestion en conséquence. Cette approche individualisée permet des thérapies plus ciblées et la possibilité d'obtenir de meilleurs résultats chez les personnes atteintes de stéatose hépatique.

Il est important de souligner que la disponibilité et la valeur thérapeutique de ces biomarqueurs avancés peuvent varier selon les différents contextes et lieux de soins de santé. Les professionnels de la santé doivent se tenir au courant des données probantes et des lignes directrices les plus récentes afin de choisir les biomarqueurs les plus pertinents à ajouter à leurs méthodes de prise en charge des patients.

Chapitre neuf

Foie gras et comorbidités

La stéatose hépatique est souvent associée à plusieurs autres problèmes de santé, généralement appelés comorbidités. Comprendre ces interactions complexes est essentiel pour une gestion efficace et la prévention de problèmes supplémentaires. Ce chapitre discutera des relations entre la stéatose hépatique et trois principales comorbidités : le syndrome métabolique et la résistance à l'insuline, la stéatohépatite non alcoolique (NASH) et les problèmes de santé cardiovasculaire.

Syndrome métabolique et résistance à l'insuline

Le syndrome métabolique est un ensemble de troubles interdépendants qui augmentent considérablement le risque de développer une stéatose hépatique. Les caractéristiques du syndrome métabolique comprennent l'obésité abdominale, l'hypertension artérielle, une augmentation des triglycérides, un faible taux de cholestérol HDL, une intolérance au glucose ou un diabète de type 2.

Le mécanisme fondamental derrière la relation entre le syndrome métabolique et la stéatose hépatique est la résistance à l'insuline. La résistance à l'insuline survient lorsque les cellules du corps deviennent moins réceptives à l'hormone insuline, ce qui entraîne un mauvais métabolisme du glucose et des lipides. Cette efficacité métabolique augmente l'accumulation de graisse dans le foie, jetant ainsi les bases du développement de la stéatose hépatique.

Le lien bidirectionnel entre la stéatose hépatique et le syndrome métabolique est bien établi. Les personnes atteintes du syndrome métabolique ont un risque plus élevé de contracter une stéatose hépatique, et celles atteintes d'une stéatose hépatique courent un risque accru de développer un syndrome métabolique et les problèmes qui l'accompagnent.

S'attaquer à la résistance sous-jacente à l'insuline est essentiel dans la prise en charge de la stéatose hépatique et du syndrome métabolique. Il a été démontré que les thérapies liées au mode de vie, telles qu'un régime alimentaire nutritif, une activité physique fréquente et le contrôle du poids, améliorent la sensibilité à l'insuline et réduisent l'incidence de la stéatose hépatique et de ses comorbidités.

Dans certains cas, les professionnels de la santé peuvent également prescrire des médicaments sensibilisants à l'insuline, tels que la metformine ou la pioglitazone, pour aider à gérer la résistance à l'insuline et ralentir la progression de la stéatose hépatique. Cependant, il est essentiel de noter que l'utilisation de ces médicaments doit être adaptée aux besoins particuliers du patient et étroitement supervisée par un expert en soins de santé.

Stéatohépatite non alcoolique (NASH)

La stéatohépatite non alcoolique (NASH) est une forme plus avancée de stéatose hépatique, définie par la présence d'une inflammation et d'une destruction des cellules hépatiques, en plus de l'accumulation de graisse dans le foie.

La NASH est un problème important car elle peut évoluer vers des problèmes hépatiques plus graves, tels que la cirrhose, l'insuffisance hépatique et même le carcinome hépatocellulaire (cancer du foie). Le développement de la NASH est généralement motivé par les mêmes causes sous-jacentes qui contribuent au développement de la stéatose hépatique, notamment la résistance à l'insuline, l'obésité et le syndrome métabolique.

Les personnes atteintes de NASH courent un plus grand risque d'avoir des problèmes de santé supplémentaires, tels que :

1. Cirrhose: La NASH peut entraîner l'apparition de cicatrices hépatiques (fibrose) et finalement d'une cirrhose, ce qui peut altérer les fonctions importantes du foie et augmenter le risque de problèmes hépatiques.

2. Insuffisance hépatique: La NASH avancée peut évoluer vers une maladie hépatique terminale, nécessitant une transplantation hépatique comme seule option thérapeutique définitive.

3. Carcinome hépatocellulaire: La cirrhose liée à la NASH est un facteur de risque important pour le développement du carcinome hépatocellulaire, le type de cancer primitif du foie le plus répandu.

4. Maladie cardiovasculaire: La NASH est étroitement associée à un risque élevé de troubles cardiovasculaires, tels que les maladies coronariennes, les crises cardiaques et les accidents vasculaires cérébraux, en raison des variables métaboliques sous-jacentes communes.

L'identification et l'intervention précoces sont essentielles à la gestion de la NASH. Les professionnels de la santé peuvent utiliser une combinaison de tests de la fonction hépatique, de techniques d'imagerie et de biopsies hépatiques pour diagnostiquer et classer la gravité de la NASH. Les options de traitement se concentrent souvent sur l'amélioration du mode de vie, comme la perte de poids, les changements de régime alimentaire et une plus grande activité physique, afin de s'attaquer aux facteurs sous-jacents du trouble.

Dans de rares situations, les experts de la santé peuvent également prescrire des médicaments, tels que la vitamine E ou la pioglitazone, pour aider à traiter l'inflammation et la destruction des cellules hépatiques associées à la NASH. Cependant, l'efficacité et la sécurité de ces thérapies pharmaceutiques font encore l'objet d'études approfondies dans le cadre de recherches en cours.

Implications sur la santé cardiovasculaire

La stéatose hépatique, et notamment sa forme plus avancée, la NASH, est directement liée à un risque élevé de maladies cardiovasculaires. Cette relation est principalement causée par les variables métaboliques sous-jacentes communes, telles que la résistance à l'insuline, la dyslipidémie et l'obésité, qui contribuent aux deux maladies.

Les personnes atteintes de stéatose hépatique, en particulier de NASH, ont une probabilité accrue de développer :

1. Maladie coronarienne: L'accumulation de graisse dans le foie est liée au développement de l'athérosclérose, à la formation de plaque dans les artères pouvant entraîner une maladie coronarienne et un risque accru de crise cardiaque.

2. Hypertension: La stéatose hépatique s'accompagne généralement d'une hypertension artérielle, aggravant encore le risque de problèmes cardiovasculaires.

3. Insuffisance cardiaque: La NASH a été associée à un risque accru de développer une insuffisance cardiaque, une maladie dans laquelle le cœur est incapable de pomper le sang de manière adéquate.

4. Arythmies: La stéatose hépatique est associée à un risque accru de rythmes cardiaques anormaux, tels que la fibrillation auriculaire, qui peuvent contribuer aux problèmes cardiovasculaires.

5. Accident vasculaire cérébral: Les anomalies métaboliques associées à la stéatose hépatique peuvent augmenter le risque d'accidents vasculaires cérébraux ischémiques et hémorragiques.

L'association bidirectionnelle entre la stéatose hépatique et la santé cardiovasculaire met en évidence l'importance d'une stratégie thérapeutique holistique. Les professionnels de la santé peuvent proposer une combinaison de modifications du mode de vie, telles qu'une perte de poids, une activité physique accrue et des changements alimentaires, ainsi que la gestion des facteurs de risque associés, tels que l'hypertension, la dyslipidémie et la résistance à l'insuline.

Dans certaines circonstances, les prestataires de soins de santé peuvent également prescrire des médicaments pour traiter les risques cardiovasculaires spécifiques liés à la stéatose hépatique. Cependant, il est essentiel de travailler en étroite collaboration avec un professionnel de la santé pour élaborer une stratégie de prise en charge spécifique qui aborde le lien complexe entre la stéatose hépatique et la santé cardiovasculaire.

Chapitre dix

Autonomiser les patients et les soignants

La gestion efficace de la stéatose hépatique nécessite une approche multimodale qui va au-delà des thérapies médicales. Donner du pouvoir aux patients et à leurs soignants est essentiel pour atteindre un succès à long terme et améliorer le bien-être général. Ce chapitre discutera des moyens de développer un réseau de soutien, de mettre en œuvre des améliorations du mode de vie et de naviguer dans les établissements de santé.

Construire un réseau de soutien

Surmonter les obstacles liés à la stéatose hépatique peut s'avérer difficile, et disposer d'un réseau de soutien solide peut faire une énorme différence dans le parcours du patient. Les professionnels de la santé devraient encourager les patients à s'engager activement dans le développement d'un réseau de soutien comprenant les éléments suivants :

1. Famille et amis: Impliquer les membres de la famille et les amis proches dans les soins liés à la stéatose hépatique peut apporter une aide émotionnelle, pratique et sociale. Éduquer les proches sur la maladie et ses conséquences peut les aider à comprendre les besoins du patient et à lui apporter une aide adaptée.

2. Groupes de soutien aux patients: Créer des liens avec d'autres personnes vivant avec une stéatose hépatique peut aider les patients à se sentir moins isolés et leur offrir des occasions de partager leurs expériences, leurs stratégies d'adaptation et leur aide pratique. Les groupes de soutien en personne ou les communautés en ligne peuvent être d'excellentes ressources.

3. Professionnels de la santé: Le maintien d'une communication ouverte et d'un lien de collaboration avec l'équipe de soins, y compris les médecins de premier recours, les hépatologues, les diététistes et d'autres spécialistes, contribue à garantir une approche approfondie et adaptée de la prise en charge.

4. Professionnels de la santé mentale : Il est essentiel d'aborder les aspects émotionnels et psychologiques de la vie avec une maladie chronique comme la stéatose hépatique. Rechercher le soutien de spécialistes de la santé mentale, tels que des thérapeutes ou des conseillers, peut aider les patients à résoudre leurs problèmes et à améliorer leur bien-être général.

5. Ressources communautaires: L'exploration des organisations locales et nationales, des groupes de défense et des programmes éducatifs peut donner aux patients des ressources, des informations et des services de soutien adaptés à leurs besoins uniques.

En bâtissant un solide réseau de soutien, les patients peuvent se sentir autonomes, mieux équipés pour gérer leur santé et plus résilients face aux obstacles associés à la stéatose hépatique.

Stratégies de modification du mode de vie

Les ajustements du mode de vie sont la pierre angulaire des soins liés à la stéatose hépatique, car ils s'attaquent aux facteurs sous-jacents de la maladie, tels que l'obésité, la résistance à l'insuline et la dérégulation métabolique. Les professionnels de la santé doivent collaborer avec les patients pour créer et exécuter des interventions liées à un mode de vie durable.

1. Gestion du poids: Atteindre et maintenir un poids santé grâce à une alimentation équilibrée et contrôlée en calories et à une activité physique fréquente est essentiel pour réduire la graisse du foie et améliorer la santé métabolique globale.

2. Interventions diététiques: L'adoption d'un régime alimentaire riche en nutriments et anti-inflammatoire qui met l'accent sur les aliments entiers peu transformés, tels que les fruits, les légumes, les grains entiers, les protéines maigres et les graisses saines, peut aider à contrôler la stéatose hépatique.

3. Activité physique: Une activité physique régulière, comprenant à la fois des exercices aérobiques et un entraînement en résistance, peut aider à améliorer la sensibilité à l'insuline, à réduire la graisse hépatique et à contribuer à la santé métabolique globale.

4. Gestion du stress: La mise en œuvre de pratiques efficaces de gestion du stress, telles que la pleine conscience, la méditation, le yoga ou la thérapie, peut aider à atténuer les effets néfastes du stress chronique sur la santé du foie et le bien-être général.

5. Optimisation du sommeil: Il est essentiel de garantir un sommeil adéquat et de qualité, car un mauvais sommeil est lié à plusieurs altérations métaboliques susceptibles d'exacerber la stéatose hépatique.

6. Abstinence d'alcool: Pour les personnes atteintes de stéatose hépatique, il est essentiel de s'abstenir de consommer de l'alcool, car l'alcool peut endommager davantage le foie et contribuer à l'évolution de la maladie.

Donner aux patients les moyens de participer activement à l'amélioration de leur mode de vie nécessite une approche collaborative entre les professionnels de la santé et les patients. Les professionnels de la santé doivent proposer une formation complète, une assistance pratique et un soutien continu pour aider les patients à créer des habitudes durables et à surmonter les obstacles qu'ils peuvent rencontrer.

De plus, les prestataires de soins de santé devraient encourager les patients à suivre leurs progrès, à apprécier les succès mineurs et à adopter une perspective à long terme lorsqu'il s'agit de modifier leur mode de vie. Cela peut contribuer à promouvoir un sentiment de responsabilité et d'autonomisation, conduisant finalement à de meilleurs résultats dans la gestion de la stéatose hépatique.

Naviguer dans les systèmes de santé

Le système de santé peut être complexe et difficile à gérer, en particulier pour les personnes vivant avec une maladie chronique comme la stéatose hépatique. Donner aux patients et aux soignants les moyens de naviguer efficacement dans le système de santé peut considérablement augmenter leur capacité à obtenir des soins opportuns, appropriés et coordonnés.

1. Connaissance des soins de santé: Éduquer les patients et les soignants sur le système de santé, leurs droits et les nombreuses options qui leur sont accessibles peut les aider à devenir plus conscients et proactifs dans leurs soins.

2. Communication avec les professionnels de santé: Encourager les patients à s'engager dans une communication ouverte, honnête et constructive avec leurs professionnels de la santé permet d'établir une relation de collaboration et de garantir que le plan de traitement correspond aux exigences et aux préférences du patient.

3. Coordination des soins: Aider les patients et les soignants à gérer le système de santé complexe, notamment en coordonnant les rendez-vous, en gérant les références et en permettant la communication entre les différents professionnels de la santé, peut améliorer la continuité et la qualité des soins.

4. Assurance et considérations financières: Fournir une orientation et un soutien dans la gestion de la couverture d'assurance, comprendre les dépenses personnelles et enquêter sur les programmes d'aide financière peut aider à alléger le fardeau des dépenses liées aux soins de santé.

5. Plaidoyer et autonomisation: Donner aux patients et aux soignants les moyens de défendre leurs besoins en matière de soins de santé, de poser des questions et de participer activement au processus décisionnel peut conduire à de meilleurs résultats et à une expérience de soins de santé plus positive.

6.Accès aux ressources: Connecter les patients et les soignants avec du matériel éducatif, des services de soutien et des ressources communautaires pertinents peut les aider à mieux comprendre et gérer leur maladie, ainsi qu'à obtenir les outils et l'assistance essentiels.

Les professionnels de la santé peuvent jouer un rôle clé dans l'autonomisation des patients et des soignants en :

- Offrir des connaissances complètes et une aide pour naviguer dans le système de santé
- Faciliter une communication efficace et la coordination des soins

- Fournir des informations et un soutien en cas de problèmes d'assurance et financiers
- Encourager l'auto-représentation et la prise de décision partagée
- Connecter les patients et les soignants avec des ressources et des services de soutien pertinents

En permettant aux patients et aux soignants d'interagir activement avec le système de santé, les professionnels de la santé peuvent développer un sentiment de contrôle, améliorer la satisfaction des patients et, à terme, améliorer la prise en charge globale de la stéatose hépatique.

Bonus exclusif

30 aliments riches en nutriments et bons pour le foie pour les patients atteints de stéatose hépatique

La stéatose hépatique nécessite une approche diététique qui soutient la fonction hépatique, diminue l'inflammation et favorise la perte de poids, le cas échéant. Vous trouverez ci-dessous 15 aliments riches en nutriments et bons pour le foie à intégrer dans un régime alimentaire contre la stéatose hépatique :

1. Légumes-feuilles:

Les légumes-feuilles comme les épinards, le chou frisé et la bette à carde sont riches en antioxydants, vitamines et minéraux. Ils aident à protéger le foie des blessures et favorisent ses activités détoxifiantes.

2. Légumes crucifères:

Le brocoli, les choux de Bruxelles et le chou-fleur contiennent des produits chimiques qui aident à la détoxification du foie et réduisent l'inflammation. Ils sont également faibles en calories et riches en fibres, ce qui en fait de bonnes alternatives pour la gestion du poids.

3. Baies:

Les myrtilles, les fraises et les framboises regorgent d'antioxydants, notamment de flavonoïdes, qui aident à réduire l'inflammation du foie et le stress oxydatif. Ils procurent également un délice sucré sans générer d'augmentation du taux de sucre dans le sang.

4. Poisson gras:

Le saumon, le maquereau et les sardines sont riches en acides gras oméga-3, qui ont des qualités anti-inflammatoires et peuvent aider à prévenir l'accumulation de graisse dans le foie. Essayez d'inclure des poissons gras dans votre alimentation au moins deux fois par semaine.

5. Avocat:

L'avocat est une source de graisses saines, en particulier de graisses monoinsaturées et d'oméga-3, qui soutiennent la fonction hépatique et peuvent aider à prévenir l'inflammation du foie. Il contient également des fibres et des antioxydants, ce qui en fait un complément sain aux salades, aux smoothies ou comme tartinade.

6. Huile d'olive:

L'huile d'olive extra vierge est riche en graisses monoinsaturées et contient des antioxydants qui aident à protéger le foie du stress oxydatif. Utilisez-le pour cuisiner, assaisonner des salades ou arroser des légumes trop cuits.

7. Noix et graines: Les amandes, les noix, les graines de lin et les graines de chia sont riches en acides gras oméga-3, en fibres et en antioxydants.

Ils peuvent aider à minimiser la formation de graisse dans le foie, à réduire l'inflammation et à améliorer la sensibilité à l'insuline.

8. Céréales entières:

Les grains entiers comme l'avoine, le quinoa et le riz brun sont riches en fibres, vitamines et minéraux. Ils aident à équilibrer la glycémie, augmentent la satiété et facilitent la gestion du poids, tous utiles en cas de stéatose hépatique.

9. Protéines maigres:

Choisissez des sources de protéines maigres telles que la volaille sans peau, le tofu, le tempeh et les lentilles. Ces aliments fournissent des acides aminés importants sans l'excès de graisses saturées présentes dans les viandes rouges et transformées, qui peuvent contribuer à l'inflammation du foie.

10. Ail:

L'ail contient des produits chimiques, notamment l'allicine et le sélénium, qui possèdent des propriétés antioxydantes et anti-inflammatoires. L'ajout d'ail à vos repas peut aider à protéger le foie des blessures et à améliorer sa fonction.

11. Curcuma:

Le curcuma contient de la curcumine, une substance reconnue pour ses propriétés anti-inflammatoires et antioxydantes. Ajouter du curcuma aux recettes ou siroter du thé au curcuma peut aider à réduire l'inflammation du foie et à améliorer la fonction hépatique globale.

12. Thé vert:

Le thé vert est riche en antioxydants appelés catéchines, qui protègent le foie des blessures et préviennent l'accumulation de graisse dans le foie. Savourez une tasse de thé vert comme boisson agréable ou ajoutez-la à des smoothies.

13. Fruits à faible indice glycémique:

Optez pour des fruits à faible indice glycémique, comme les pommes, les poires et les baies, qui libèrent lentement du sucre dans le sang et aident à gérer la glycémie. Évitez les fruits et les boissons aux fruits riches en sucre, qui pourraient contribuer au stockage des graisses dans le foie.

14. Yaourt grec:

Le yaourt grec est une fantastique source de protéines et de probiotiques, qui soutiennent la santé gastro-intestinale et peuvent aider à réduire l'inflammation du foie. Choisissez du yaourt grec nature non sucré et ajoutez vos fruits ou noix pour plus de saveur.

15. Tisanes:

Les tisanes telles que le thé aux racines de pissenlit, le thé au chardon-Marie et le thé à la menthe poivrée peuvent offrir des qualités de protection du foie et faciliter la digestion. Boire une tasse de tisane après les repas peut faciliter la digestion et favoriser la fonction hépatique.

16. Agrumes:

Les agrumes comme les oranges, les pamplemousses et les citrons sont riches en vitamine C et en antioxydants, qui favorisent la santé du foie et peuvent aider à prévenir l'accumulation de graisse dans le foie.

17. Betteraves:

Les betteraves contiennent de la bétaïne, un produit chimique qui aide à réduire l'inflammation et à protéger le foie des dommages oxydatifs. Ils sont également riches en fibres, qui facilitent la digestion et favorisent la santé intestinale.

18. Gingembre:

Le gingembre possède des qualités anti-inflammatoires et antioxydantes qui peuvent aider à réduire l'inflammation du foie et à améliorer la digestion. Ajoutez du gingembre frais aux smoothies, aux sautés ou aux thés pour un boost savoureux.

19. Artichauts:

Les artichauts contiennent des produits chimiques qui améliorent la détoxification du foie et augmentent la synthèse de la bile, ce qui profite à la digestion et au métabolisme des graisses. Dégustez des artichauts cuits à la vapeur en accompagnement ou incorporez-les dans des salades et des plats de pâtes.

20. Les légumineuses:

Les haricots, les lentilles et les pois chiches sont de bons fournisseurs de protéines, de fibres et de minéraux importants. Ils aident à équilibrer la glycémie, augmentent la satiété et facilitent la gestion du poids, ce qui stimule la fonction hépatique.

21. Produits à base de soja:

Les produits à base de soja comme le tofu, le tempeh et l'edamame sont riches en protéines végétales et contiennent des produits chimiques qui peuvent aider à prévenir l'accumulation de graisse dans le foie et l'inflammation. Incorporez le soja dans les sautés, les salades ou les soupes pour un coup de pouce sain.

22. Chocolat noir:

Le chocolat noir à haute teneur en cacao (70 % ou plus) est riche en antioxydants appelés flavonoïdes, qui protègent le foie des dommages et réduisent l'inflammation. Dégustez un petit morceau de chocolat noir comme délicieuse gâterie.

23. Algues:

Les algues sont un aliment riche en nutriments, riche en vitamines, minéraux et antioxydants. Il contient des produits chimiques qui améliorent la santé du foie et peuvent aider à prévenir la formation de graisse dans le foie. Ajoutez des algues séchées aux soupes, salades ou sautés pour une saveur distinctive et un apport nutritionnel.

24. Champignons:

Certains champignons comme le shiitake et le maitake contiennent des produits chimiques qui favorisent la santé du foie et peuvent aider à réduire l'inflammation. Ajoutez des champignons aux sautés, aux omelettes ou aux soupes pour une touche savoureuse.

25. Oignons:

Les oignons sont riches en produits chimiques, notamment la quercétine et le soufre, qui possèdent des qualités antioxydantes et anti-inflammatoires. L'incorporation d'oignons dans vos repas peut aider à favoriser la fonction hépatique et à améliorer le bien-être général.

26. Poivrons:

Les poivrons regorgent de vitamine C et d'antioxydants, qui aident à protéger le foie des dommages et à prévenir l'inflammation. Dégustez les poivrons crus comme collation croustillante ou ajoutez-les à des salades, des sautés ou des fajitas.

27. Patates douces:

Les patates douces sont riches en fibres, vitamines et minéraux, dont le bêta-carotène, qui a des effets antioxydants. Ils aident à équilibrer la glycémie et induisent la satiété, ce qui en fait une alternative nutritive pour les patients atteints de stéatose hépatique.

28. Tomates:

Les tomates sont riches en lycopène, un puissant antioxydant qui aide à réduire l'inflammation du foie et à protéger contre le stress oxydatif. Dégustez des tomates fraîches dans des salades, des sandwichs ou des plats de pâtes, ou optez pour des tomates en conserve dans des soupes ou des sauces.

29. Produits laitiers faibles en gras: Les produits laitiers faibles en gras comme le lait écrémé, le yaourt et le fromage cottage sont de bons fournisseurs de protéines, de calcium et de minéraux importants. Choisissez des produits laitiers faibles en gras pour réduire votre consommation de graisses saturées et améliorer la fonction hépatique.

30. Quinoa:

Le quinoa est un grain entier sans gluten riche en protéines, en fibres et en minéraux importants. Il aide à équilibrer la glycémie, à augmenter la satiété et à gérer le poids, autant d'éléments utiles en cas de stéatose hépatique.